நெருஞ்சில் ஓர் அற்புதமான மூலிகை

மேலும் படிக்கலாம்

வி.எஸ்.ரோமா

Copyright © V. S. Roma
All Rights Reserved.

This book has been self-published with all reasonable efforts taken to make the material error-free by the author. No part of this book shall be used, reproduced in any manner whatsoever without written permission from the author, except in the case of brief quotations embodied in critical articles and reviews.

The Author of this book is solely responsible and liable for its content including but not limited to the views, representations, descriptions, statements, information, opinions and references ["Content"]. The Content of this book shall not constitute or be construed or deemed to reflect the opinion or expression of the Publisher or Editor. Neither the Publisher nor Editor endorse or approve the Content of this book or guarantee the reliability, accuracy or completeness of the Content published herein and do not make any representations or warranties of any kind, express or implied, including but not limited to the implied warranties of merchantability, fitness for a particular purpose. The Publisher and Editor shall not be liable whatsoever for any errors, omissions, whether such errors or omissions result from negligence, accident, or any other cause or claims for loss or damages of any kind, including without limitation, indirect or consequential loss or damage arising out of use, inability to use, or about the reliability, accuracy or sufficiency of the information contained in this book.

Made with ♥ on the Notion Press Platform
www.notionpress.com

பொருளடக்கம்

1. நெருஞ்சி   1

1
நெருஞ்சி

நெருஞ்சி அல்லது செப்புநெருஞ்சில் (Tribulus terrestris; Caltrop) ஒரு மருத்துவ மூலிகைக் கொடியாகும். நிலத்தில் படர்ந்து வளரும் இதன் வேர் நன்கு பரந்து ஆழமாகச் சென்றிருக்கும். இது இந்தியா, இலங்கை போன்ற நாடுகளில் காணப்படுகிறது. நெருஞ்சியின் இலை, பூ, காய், வேர் ஆகிய அனைத்துமே மருத்துவப் பயன்பாடு உடையன.

இதற்கு நெருஞ்சில், திரிகண்டம், நெருஞ்சிப்புதும், சுவதட்டம், கோகண்டம், காமரசி, கிட்டிரம், சுதம் போன்ற வேறு பெயர்களும் உண்டு. யானையின் பாதங்களைத் துளைத்து, அதைத் தலை வணங்கச் செய்வதால் 'யானை வணங்கி' என்ற பெயரும், காமத்தைப் பெருக்கும் தன்மை இருப்பதால், 'காமரசி' எனும் பெயரும் இதற்கு உள்ளன.

நெருஞ்சிலானது மண் தரையில் பசுமையாகப் படரும் முட்கள் கொண்ட தரைபடர் செடியாகும். இந்தத் தாவரம் முழுவதிலும் வெண்ணிற ரோம வளரிகள் காணப்படும். மலர்கள் மஞ்சள் நிறத்தில் தோற்றமளிக்கும்.

நலம் தரும் நெருஞ்சில்!

கண்கவரும் கிராமத்துப் பசுமையையும் ஆங்காங்கே துள்ளியோடும் ஓடை நீரின் சலனத்தையும் ரசித்துக்கொண்டு,

வயல் வரப்புகளில் காலணி அணியாமல் மெய்மறந்து நடந்துகொண்டிருந்தபோது, ‘நறுக்கென்று’ நமது பாதங்களைச் சில முட்கள் பதம் பார்த்திருக்கும். ஆழமான நமது ரசனைக்குத் தடைபோட்ட அந்த முட்கள், நெருஞ்சில் தாவரத்துக்குச் சொந்தமானவை!

வாழ்வின் சிறு பகுதியாவது கிராமத்தில் கழித்தவர்களுக்கு, மூலிகை சார்ந்த நினைவுகள், பல இயற்கைக் கதைகள் பேசும். இன்று கதை பேசவிருக்கும் கிராமத்து மூலிகை நெருஞ்சில்!

பெயர்க் காரணம்: திரிகண்டம், நெருஞ்சிப்புதும், சுவதட்டம், கோகண்டம், காமரசி, கிட்டிரம், சுதம் போன்ற வேறு பெயர்களும் நெருஞ்சிலுக்கு உண்டு. யானையின் கொழுப்புப் படிமம் நிறைந்த பாதங்களைத் துளைத்து, யானையைத் தலை வணங்கச் செய்வதால் ‘யானை வணங்கி’ என்ற பெயரும், காமத்தைப் பெருக்கும் தன்மை இருப்பதால், ‘காமரசி’ எனும் பெயரும் இதற்கு உள்ளன.

அடையாளம்: மண் தரையில் பசுமையாகப் படரும் முட்கள் கொண்ட தரைபடர் செடி. தாவரம் முழுவதும் வெண்ணிற ரோம வளரிகள் காணப்படும். மலர்கள் மஞ்சள் நிறத்தில் தோற்றமளிக்கும். இதன் தாவரவியல் பெயர் ‘டிரிபுலஸ் டெரஸ்ட்ரிஸ் (Tribulus terrestris)’. ஜைகோபில்லேசியே (Zygophyllaceae) குடும்பத்தைச் சேர்ந்தது. ஹெகோஜெனின் (Hecogenin), ஸாந்தோசைன் (Xanthosine), பீட்டா சைடோஸ்டீரால் (Beta — sitosterol), டையோசின் (Dioscin), டையோஸ்ஜெனின் (Diosgenin) ஆகிய தாவர வேதிப்பொருட்களைக் கொண்டிருக்கிறது.

உணவாக: நெருஞ்சில் செடியை அரிசியோடு சேர்த்து வேக வைத்து, வடித்த கஞ்சியோடு நாட்டுச் சர்க்கரை கலந்து கொடுக்க, சிறுநீர் எரிச்சல், வெள்ளைப்படுதல் நோய் குணமாகும். குளிர்ச்சித் தன்மை கொண்ட நெருஞ்சில், சிறுநீர்ப் பெருக்கியாகச் செயல்பட்டு, உடலின் வெப்பத்தை முறைப்படுத்தும்.

சிறுநீரகக் கற்களை உடைத்து வெளியேற்றப் பயன்படும் தாவரங்களுள் நெருஞ்சில் முக்கியமானது. 'நீர்க்கட்டு துன்மாமிசம் கல்லடைப்பு... நெருஞ்சிநறும் வித்தை நினை' எனும் அகத்தியரின் பாடல், நீரடைப்பு, சதையடைப்பு, கல்லடைப்பு சார்ந்த அறிகுறிகளைக் குறைப்பதில் நெருஞ்சில் சிறந்தது என்பதை வலியுறுத்துகிறது.

மருந்தாக: டெஸ்டோஸ்டிரோன் ஹார்மோனின் அளவை நெருஞ்சில் விதைகள் அதிகரிப்பதாக ஆய்வுகள் அறுதியிட்டுக் கூறுகின்றன. செர்டொலி செல்களைத் தூண்டி, விந்தணுக்களின் எண்ணிக்கையை அதிகரிக்கும் தன்மை நெருஞ்சிலுக்கு இருக்கிறது. ஆண்மைப் பெருக்கி மருந்துகளில் நெருஞ்சில் விதைகளுக்கு நீங்கா இடம் உண்டு. கல்லீரலைப் பலப்படுத்தும் மூலிகையாக சீன மருத்துவம் நெருஞ்சிலைப் பார்க்கிறது.

வீட்டு மருந்தாக: நெருஞ்சில் செடியை அரைத்து வெள்ளாட்டுப் பாலில் ஊற வைத்து வடிகட்டி, தேனில் கலந்து கொடுக்க ஆண்மை அதிகரிக்கும் என்கிறது சித்த மருத்துவம். நெருஞ்சில் விதைப் பொடி, நீர்முள்ளி விதைப் பொடி, வெள்ளரி விதைப் பொடி ஆகியவற்றை ஒன்றுசேர்த்து பாலில் கலந்து குடித்துவர, விந்தணுக்களின் எண்ணிக்கை அதிகரிக்கும்.

நல்ல உறக்கத்தை வரவழைக்க, நெருஞ்சில் பொடியைப் பாலில் கலந்து இரவில் குடித்து வரலாம். நெருஞ்சில் விதைகளையும் கொத்துமல்லி விதைகளையும் சம அளவு எடுத்து, கஷாயமாக்கிப் பருக, வேனிற் கால நோய்கள் கட்டுப்படும். நெருஞ்சில் பொடி கொண்டு தயாரிக்கப்படும் நெருஞ்சில் பானத்தை, சுரத்தைக் குறைப்பதற்காக காஷ்மீர் பகுதி மக்கள் பயன்படுத்துகின்றனர்.

நெருஞ்சில் குடிநீர்: நெருஞ்சில் தாவரத்தைக் காய வைத்துக் குடிநீராகக் காய்ச்சி வெயில் காலத்தில் குடிக்க உடல் வெப்பத்தைக் குறைத்துக் குளிர்ச்சியை உண்டாக்கும். கல்லடைப்பு நோயால் உண்டாகும் குறிகுணங் களைக் குறைக்கவும், சுரத்தைத் தணிக்கவும் உதவும். உடலில் உண்-

டாகும் வீக்கங்களைக் குறைக்க இன்றும் கிராம மக்கள் பயன்படுத்தும் மருந்து நெருஞ்சில் குடிநீர்தான்.

இரண்டு கைப்பிடி அளவு யானை நெருஞ்சில் இலை-களை 200 மி.லி. நீரில் ஊறவைத்து மூன்று தேக்கரண்டி சர்க்கரை கலந்து, சிறிது நேரம் கலக்க, நீர் வெண்ணெய் போல் குழகுழப்பாகும். அந்த நீரைப் பருக உடல் மிகுந்த குளிர்ச்சி அடையும். வெண்புள்ளி நோய்க்கு, இந்தக் கலவையை மருந்தாகப் பாரம்பரிய வைத்தியர்கள் பயன்ப-டுத்துகின்றனர்.

இனி, உங்கள் பாதங்களில் முள் குத்தும்போது, அந்த முள்ளை எடுத்துக் கவனித்துப் பாருங்கள். 'உங்கள் பாதங்க-ளுக்கு வலியைக் கொடுத்த நான், பல நோய்களின் வலியை நீக்குவேன்' என்ற உண்மையை ஆவலுடன் தெரிவிக்கும். நெருஞ்சி நெருக்கமாகும்!

மணலூர் கிராமம் - நெருஞ்சி

நெருஞ்சியின் அளப்பரிய பயன்கள்..!
நெருஞ்சில் ஒரு அற்புதமான மூலிகை ஆகும். தரையில் படர்ந்து காலைக்குத்திக் குத்தி நம் கவனத்தை ஈர்க்கும் இந்த சிறு கொடிகள் சிறுநீர் தாரை நோய்கள் அத்தனையும் நீக்கும் குணம் வாய்ந்தது. மேலும் இது ஒரு ஆகர்ஷண மூலிகையாகும்.

இது சிறு நெருஞ்சில், செப்பு நெருஞ்சில் பெருநெருஞ்சில் (யானை நெருஞ்சில்) என 3 வகைப்படும்.

கொடியின் இலை, வேர், காய், பூ, தண்டு, மற்றும் முள் என அனைத்தும் பயன்தரும். நெருஞ்சில் மணற்பாங்கான இடங்களில் தரையில் படர்ந்து காணப்படும். இது ஒரு முட்-செடி., சிறு சிறு முற்கள் உண்டு. .இந்தியாவில் எங்கும் பரவலாகக் காணப்படுகிறது.

தமிழகமெங்கும் சாலையோரங்களிலும், தரிசு நிலங்களிலும் காணலாம். மஞ்சள் நிற மலர்களையுடையது. மலர்கள் சூரிய திசையோடு திரும்பும் தன்மையுடையன. இதன் காய்

முற்றிக் காய்வதால் முள்ளுடன் இருக்கும்.
இதன் பெரு நெருஞ்சிலை யானைவணங்கி என்பர்.பெரு நெருஞ்சில் சிறு செடி வகுப்பைச் சேர்ந்தது. இதன் இலை-கள் அகலமாகவும், பெரியதாகவும் இருக்கும்.
இதன் இலையை ஒரு குவளை தண்ணீரில் சிறிது நேரம் இட்டால் ,தண்ணீர் அடர்த்தி மிகுந்து கெட்டியாகிவிடும் .பார்ப்பதற்கு அதிசியமாக இருக்கும் .எண்ணெய் போல் பிசு-பிசுப்பு ஆகிவிடும் .இதுவும் ஒரு மருந்து ,இது காமவர்த்-தினி .ஆண்மை பெருக்கி . .மேலும் இது பட்டுத்துணிகளை சுத்தப்படுத்தும்.
யானை நெருஞ்சலைப் பிடுங்கி நீரில் ஒரு மணி நேரம் ஊறவிடவும். இந்த நீரில் பட்டு, நூல் துணிகளை ஊற வைத்து எடுக்க அழுக்கு, கறை அகலும்.
இது எந்த ரசாயனமும் இல்லாமல் இயற்கை முறையில் பட்டு முதலிய துணிவகைகளை சுத்தம் செய்து கரைகளை எடுக்கும் .ஒரு பயோ சலவையகம் கூட துவக்கலாம் .
சிறு நெருஞ்சில் பசுமையான புல் தரைகளிலும், மற்ற இடங்களிலும் தரையோடு தரையாக படர்ந்து வளரும். இதனுடைய இலைகள் பார்ப்பதற்கு புளிய இலைகள் போல் இருக்கும். ஆனால் அவற்றை விட சிறிய அளவிலும், பூக்-கள் ஐந்து இதழ்களிடன் மஞ்சள் நிறமாக சிறியதாகவும் இருக்கும்.
பெரு நெருஞ்சில் சிறு செடி வகுப்பைச் சேர்ந்தது. இதன் இலைகள் அகலமாகவும், பெரியதாகவும் இருக்கும்..இவை குணத்தில் மாறுபடுவதில்லை. இதன் இனப்பெருக்கம் விதைமூலம் செய்யப்படுகிறது.
இது குளிர்ச்சி உண்டாக்கி , சிறுநீர் பெருக்கி , உரமாக்கி , உள்ளழலகதறி ,ஆண்மைப்பெருக்கி

நாம் உண்ணும் உணவின் சாரத்தின் பகுதி சிறு நீரகத்-தில் நீராக பிரிக்கப்பட்டு சிறுநீராய் வெளியாகிறது. இந்நீரில் பல வகைப்பட்ட உப்புகள் நிறைந்திருக்கின்றன. இவ்வுப்புகள் சில வேளை சிறுநீரகத்தில் தங்கி உறைந்து பெருத்து வளர்-கிறது. இதுவே கல்லடைப்பு நோயாகும். நெருஞ்சில் கல்ல-

டைப்பு, நீரடைப்பு, நீர் எரிச்சல், நீர் வேட்கை, வெள்ளை நோய், வெப்ப நோய், சொட்டு நீர் முதலியவற்றை நீக்கும் குணமுடையது.

உடம்பு எரிச்சல், வெண் புள்ளி, மேகம் முதலியவற்றை யானை நெருஞ்சில் தீர்க்கும் குணமுடையது. ஆனை நெருஞ்சில்: மலட்டுத் தன்மை, வெள்ளை, நீர்க்கடுப்பு, விந்தணு பெருக்குதல். இவைகளை தரும் . இது ஒரு சும்மா கிடைக்கும் வயகரா .!

சாப்பிட்டுப்பார்த்தால் தான் தெரியும் அதன் வலிமை. நம்மிடையே இருக்கும் ஆண்மை பெருக்கி மருந்துகள் பல இன்னும் சரிவர பயன்படுத்தாமல் இருக்கிறது. நெருஞ்சல் வித்தினைப் பாலில் புட்டவியல் செய்து உலர்த்தி பொடி செய்து வைத்துக் கொண்டு காலை, மாலை கொடுத்து வரத் தாது கட்டும்.

இது ஒரு ஊக்கி மருந்து ஆகும்

நெருஞ்சில் செடி இரண்டு வேருடன் பிடங்கி, ஒரு பிடி அருகம்புல்லுடன் சட்டியில் போட்டு ஒரு லிட்டர் நீர்விட்டு அரை லிட்டராகச் சுண்டக் காய்ச்சி குடி நீராகப் பயன்படுத்தலாம். 50 மி.லி.அளவு இரு வேளை மூன்று நாள் வெறும் வயிற்றில் குடித்து வர உடல் வெப்பம் தணியும், கண் எரிச்சில், நீர் வடிதல், சிறு நீர் சொட்டாக வருதல் குணமாகும்.

நாட்பட்ட வெள்ளை நோயுடன் கூடிய நீர் கடுப்பிற்கு நெருஞ்சில் காயையும், வேரையும் ஒரே அளவாக எடுத்துக் கொண்டு அதனுடன் பச்சரிசி கூட்டி கஞ்சி வைத்து அருந்தி வர குணமாகும்.

சிறு நெருஞ்சில் இலைகளைப் பறித்து வந்து, அதில் அரை லிட்டர் அளவு சாறெடுக்கவும். கீழாநெல்லி இலைகளைப் பறித்து அதிலும் அரை லிட்டர் சாறெடுக்கவும். இரண்டையும் ஒன்றாய்க் கலந்து, இதில் கால் கிலோ மஞ்சளை ஊறவைத்து உலர்த்திக் கொள்ளவும். இத்துடன் சம அளவு சிறுபீளை வேர், சீந்தில் இலை, வில்வ இலை, தென்னம்பாளை அரிசி ஆகியவற்றைக் கலந்து அரைத்து வைத்துக்கொள்ளவும். இதில் கால் ஸ்பூன் வீதம் தேனில் குழைத்-

துச் சாப்பிட்டு வர, சிறுநீரகங்களைப் பற்றிய நீர்க்கடுப்பு, நீர் எரிச்சல், நீரடைப்பு, சதையடைப்பு, கல்லடைப்பு, சிறு-நீரில் ரத்தம் வெளியாகுதல், சிறுநீரில் சீழ் உண்டாகுதல், சிறுநீர் அடிக்கடி கழிதல் சிறுநீரகச் செயற்பாடு குறைவு போன்ற குறைகள் நீங்கி, சிறுநீரகம் செழுமையாய் செயற்-படும். டயாலிசிஸ் செய்தது லக்ஷக்கணக்கில் பணத்தையும் உடல் நலத்தையும் இழக்கவேண்டாம்.

இதனை எளிய மருந்தாய் எண்ணி உதாசீனப்படுத்த வேண்-டாம். சித்தர்களின் சுவடிகளில் சொல்லப்பட்ட அரிய மருத்-துவ முறை இது.சிறிது சிரத்தை எடுத்தால் சீரும் சிறப்புமாக சிறு சிறுநீரகததைப் பற்றி கவலைப் படாமல் வாழலாம்!

சிறுநீரகம் சீராக...

நெருஞ்சில் மருத்துவ குணம்: பல பயன்களை தரும் நெருஞ்சில் ஒரு வீரியமுள்ள மூலிகை சமஸ்கிருதத்தில் இதன் பெயர் 'கோக்சூரா' — இதன் முட்கள் மாட்டின் கொம்பைப் போல் பிரிவுடையவை. இதன் பழங்கள் மாட்டின் குளம்புகளை போல் பிரிவுடையவை. தரையில் படரும் முட்-செடி. மணற்பாங்கான இடத்தில் நன்கு வளரும். கிளைகள் வளைந்து நெளிந்து செல்லும். பட்டு போன்ற முடிகளால் கிளைகள் மூடப்பட்டு இருக்கும். தண்டு, இலைகள் பழங்கள் இவற்றில் எல்லாம் முட்கள் இருக்கும். இதனால் தமிழில் இதற்கு நெருஞ்சி முள் என்றும் பெயர். பூக்கள் மஞ்சள் நிறமாயிருக்கும்.

நெருஞ்சிலில் (nerunjil) சிறுநெருஞ்சில், பெரு நெருஞ்சில் அல்லது யானை நெருஞ்சில் என்னும் பிரி-வகளுண்டு. நெருஞ்சிலுக்கு யானை வணங்கி என்ற மற்-றொரு பெயருமுண்டு. இந்த பிரிவுகள், குணத்தில் மாறுபாடு இல்லை.

பல ஆயிரம் வருடங்களுக்கு முன்பிருந்தே ஆயுர்வே-தத்திலும், சீன வைத்தியத்திலும் நெரிஞ்சில் உபயோகிக்கப் பட்டிருக்கிறது. சீனாவில் இந்த மூலிகையை, சிறுநீரகம்

, கல்லீரல் பாதிப்புகள், சோரியாஸிஸ் எக்சிமா போன்ற சர்ம நோய்களுக்கும், விந்து முந்துதல் (Pre-mature ejaculation), மற்றும் இதயம், ரத்தநாள பாதிப்புகளுக்கும், மருந்தாக பயன்படுத்துகின்றனர். பல்கேரியாவில் பாலியல் வேட்கையை அதிகரிக்கவும், குழந்தையில்லா குறைபாட்டை போக்கவும் நெருஞ்சி பயன்படுத்தப்படுகிறது.

கிரேக்கர்களும் நெருஞ்சிலை சிறுநீர் சுலபமாக பிரியவும், மனநிலை (Mood) மாறவும் உபயோகித்தனர்.

தாவரவியல் பெயர்: Tribulus Terrestris

குடும்பம்: Zygophyllaceae

இதர பெயர்கள்: சமஸ்கிருதம் — கோக்சுரா

இந்தி: கோக்ரூ / காக்ரூ, ஆங்கிலம் — Caltrops

தமிழில் இதர பெயர்கள்: திரிகண்டம், கோகண்டம், நெருஞ்சி புதும், காமரசிபயன்படும் பாகங்கள்: செடி முழுமையும்

பொதுவான குணங்கள்: சிறுநீர் பெருக்கி, ஆண்மை பெருக்கி, உடலுக்கு வலிமை தரும் 'டானிக்', குளிர்ச்சி உண்டாக்கும், உள்ளழலாற்றும்.

நெருஞ்சில் மருத்துவ குணம்

1. இதன் முக்கிய பயன் சிறந்த சிறுநீர் பெருக்கி ஆயுர்வேத ஆசான் சரகர் நெருஞ்சிலை சிறந்த ஐந்து சிறுநீர் பெருக்கும் மூலிகைகளில் ஒன்றாக சொல்லுகிறார்.
2. சிறுநீரக பாதையில் ஏற்படும் வலிகளுக்கு பாலில் கொதிக்க வைத்த நெருஞ்சில் கஷாயம் நல்லது.
3. பொடிக்கப்பட்ட நெருஞ்சில் விதைகளுடன் தேனும், ஆட்டின் பாலும் கலந்து குடிக்க சிறுநீரக கற்கள் நீங்கும். சிறுநீர் கழிக்கையில் ஏற்படும் எரிச்சலுக்கு, தனியா விதைகளுடன் நெருஞ்சில் சேர்த்து செய்யப்பட்ட கஷாயம் நிவாரணமளிக்கும்.

சிறுநீரக கோளாறுகளுக்கு நெருஞ்சில் நல்ல மருந்து. சிறுநீரகப் பாதைகளை ஆரோக்கியமாக வைக்க உதவுகிறது. அநூரியா (Anuria) எனும் சிறுநீர் வராமல் போகும் நோய்க்கு, நெருஞ்சில் சேர்ந்த கோக்சூராதி க்ருதம்

(மூலிகை சேர்த்த நெய்) நல்ல மருந்து.
நெருஞ்சில் நீரிழிவு நோயை எதிர்க்கும். நீரிழிவு நோயாளிகளுக்கு தரப்படும் மருந்தில் ஒன்று. ஜனன உறுப்புக்களின் செயல்பாட்டை சீராக்கி, ஆண், பெண் இருவருக்கும் பாலியல் உணர்வை தூண்டுகிறது. சதவாரி, அஸ்வகந்தா, இவற்றுடன் சேர்ந்து, பெண்களின் கர்பப்பை (Uterus) பாதிப்புகளுக்கு மருந்தாகும். ஆண்களின் ஆண்மையை பெருக்குகிறது. ஆண்மை குறை தீர, நெருஞ்சிலை தேனுடன் எடுத்துக் கொள்ள வேண்டும். பாலியல் நோய்களான கொனோரியா (Gonorrhoea) போன்றவற்றுக்கும் நெருஞ்சில் அருமருந்து. ஆண் ஹார்மோனான Testosterone உற்பத்திக்கு காரணமான Luteinizing hormone களை ஊக்குவிக்கிறது. இதனால் உடல் இளமையாக இருக்க உதவுகிறது. 30 நாட்கள் நெருஞ்சிலை உட்கொண்டு வர, ஆண்மலட்டுத்தன்மை நீங்கும் என்று ஆய்வுகள் தெரிவிக்கின்றன.

- நெருஞ்சில் வாதத்தையும், கபத்தையும் குறைக்கும். பசியை தூண்டும் வயிற்றுக்கோளாறுகளை போக்கும்.
- மலச்சிக்கல், மூலவியாதிகளுக்கு நெருஞ்சில் பயன்படுகிறது.
- நெருஞ்சில் கஷாயத்துடன் சுக்கு சேர்த்து காலையில் பருகினால் ரூமாட்டிஸம், இடுப்பு வலி குறையும்.
- நெருஞ்சில் இதயத்திற்கு நல்லது. ரத்தக்குழாய்களை விரிவடையச் செய்து சீராக இரத்த ஓட்டம் இயங்க உதவும்.

நெருஞ்சிலால் செய்யப்படும் ஆயுர்வேத மருந்துகள்

1. கோக்சுரா அவலேஹம் 2. கோக்சுரா க்ருதம்

3. கோக்சுரா க்வாதம் 4. கோக்சுரா குக்குலு

நெருஞ்சிப்பழம்

திருக்குறளில் இடம்பெறும் ஒரே பழம்- நெருஞ்சிப்பழம் - என்று ஒரு புள்ளி விபரத்தில் வாசித்திருக்கிறேன்.
நெருஞ்சி முள், நெருஞ்சி பு - என்றெல்லாம் வாசித்திருக்-

கிறேன். இதென்ன... "நெருஞ்சி பழம்?"
திருக்குறள் கூறும் நெருஞ்சியும், நான் கூறும் நெருஞ்சியும் ஒன்றா?
அல்லது வெவ்வேறா?

குதிரை குளம்பொலி போல டக்","டக்" என்ற ஒலியுடன் " ஹைஹீல் " போட்டு நடந்துசெல்லும் பெண்களைப்பார்க்-கும்போது கட்டை போன்ற காலணி காலுக்கு வலிக்காதா என எண்ணத் தோன்றுவதுண்டு.
அவ்வளவு வலிமை இக்காலப் பெண்களின் பாதத்திற்கு !

ஆனால் வள்ளுவர் காலப் பெண்களின் பாதங்கள்வலி-மையை எப்படி?
இந்தக் குறள் காட்டுகிறது!
தலைவி நடந்தால் பாதங்கள் நோகும் என்பதற்காக,
நுகர்ந்தால் கூட வாடிவிடும் அனிச்சம் மலர்களையும் ,
பஞ்சைவிட மென்மையான அன்னத்தின் இறகுகளையும் தரையில் பரப்பி வைக்கபட்டிருக்கிறது.
அனிச்சமும் அன்னத்தின் தூவியும் மாதர்
அடிக்கு நெருஞ்சிப் பழம் -1120
(தூவி-இறகு)
அந்த மலர்ப்பரப்பில் அவள் நடந்தாளா ? இல்லை அவளால் முடியவில்லை .
மலர்ப்பரப்பு முள்ளாய் குத்துகிறது! நெருஞ்சி முள்ளாய்க் குத்துகிறது !
மலர்களில் மெல்லிய மலர், நெருஞ்சிமுள்ளாகமாறிவிட்டது !
அவ்வளவு மெல்லியவை அவள் பாதங்கள் !
அந்த மென்மையை மேலும் மென்மையாக்குகிறார் வள்ளு-வர் !
"நெருஞ்சி முள் "என்று சொல்வதும் அவள் அடிகளை நோகடிக்கும் எனக் கருதி

"நெருஞ்சிப்பழம்" எனச்சொல்லும் வள்ளுவரின் நெஞ்சம்-தான் எவ்வளவு மென்மையானது
அனிச்சமும் அன்னத்தின் தூவியும் மாதர் அடிக்கு நெருஞ்-சிப் பழம்.

திரு மு.வரதராசனார் உரை

திரு.பரிமேலழகர் உரை
(உடன் போக்கு உரைத்த தோழிக்கு அதனது அருமை கூறி மறுத்தது.) அனிச்சமும் அன்னத்தின் தூவியும் — உலகத்-தாரான் மென்மைக்கு எடுக்கப்பட்ட அனிச்சப்பூவும் அன்-னப்புள்ளின் சிறகும் ஆகிய இரண்டும்; மாதர் அடிக்கு நெருஞ்சிப்பழம் — மாதரடிக்கு நெருஞ்சிப் பழம்போல வருத்தஞ் செய்யும். (முன் வலிதாதலுடைமையின் பழம் என்றான். இத்தன்மைத்தாய அடி 'பாத்திஅன்ன குடுமிக் கூர்ங்கற்'¢களையுடைய (அகநா.களிற்¢.5)வெஞ்சுரத்தை யாங்ஙனம் கடக்கும்'? என்பது குறிப்பாற் பெறப்பட்டது. செம்பொருளேயன்றிக் குறிப்புப் பொருளும் அடிநலனழியா-மையாகலின், இதுவும் இவ்வதிகாரத்ததாயிற்று.)

யானை நெருஞ்சில்

யானை நெருஞ்சில் என்ற மூலிகை தெற்காசியா, ஆப்பி-ரிக்கா நாடுகளில் பரவலாகக் காணப்படும் ஒரு மருத்துவ குணம் கொண்ட அற்புத மூலிகையாகும். இது சிறுநீரம் சார்ந்த பிரச்னைகளுக்கு மிகுந்த பலனைக் கொடுக்கிறது.

இதில் இருக்கக்கூடிய இலைகள், காய்கள், வேர், தண்டு அனைத்தும் மருத்துவ குணம் கொண்டது. இதை எடுத்-துக்கொள்வதன் மூலம் சிறுநீரகக்கல் ஏற்படாமல் தடுக்கிறது, சிறுநீரக் கல் (Anti-nephrolithiatic) இருக்கும் பட்சத்-தில் எதை வெளியேற்ற உதவுகிறது. சிறுநீரகத்தொற்றால் ஏற்படக்கூடிய சிறுநீர் எரிச்சல், அடிவயிற்று வலி, சிறுநீர் மஞ்சலாக செல்வது ஆகியவை குணப்படுத்தப்படுகிறது.

இதன் சாறு சிறுநீரகத்தில் உருவாகும் Streptococcus progeny, Enterococcus faccalis, gram negative ஆகிய பாக்டீரியாக்களை (Antibacterial) அழிக்கிறது. சிறுநீரகத்தை (Nephroprotective activity) பாதுகாக்-

கிறது. ஆண்களுக்கு ஏற்படும் வெள்ளைப்படுதல், சிறுநீர் துவாரம், ஆண்குறி புண், ஆண் மலட்டுத்தன்மை, விந்தணு குறைபாடு இவைகள் நீங்கும்.

பெண்களுக்கு ஏற்படும் வெள்ளைப்படுதல், சிறுநீர் எரிச்சல், பால்வினை தொற்றுநோய்க்கான gonorrhoea போன்ற நோய்களை குணப்படுத்தும்.

உடலில் உள்ள அதிக்கொழுப்புகளை குறைத்து இரத்தக்குழாயில் கொழுப்பு படிவதை (Anti-hyperlipidemic activity) தடுக்கிறது.

வயிற்றில் ஏற்படக்கூடிய புண்ணை (Anti ulcer)குணப்படுத்துகிறது. மேலும் உடலில் வலி, வீக்கம்(Anti-inflammatory) ஆகியவற்றை சரி செய்கிறது.

இது நோய் எதிர்ப்புத்திறனை உருவாக்கி செல்லின் வளர்சிதை மாற்றத்தினை சீர்படுத்தி Antioxidant ஆக செயல்படுகிறது.

கல்லீரலை (Hepato protective) பலப்படுத்தி சீராக வைக்கிறது.

பிராஸ்டேட் வீக்கம் - ஆண்களுக்கு வயோதிகக்காலத்தில் ஏற்படும் பிராஸ்டேட் சுரப்பி வீக்கத்தினை சீர் செய்து பிராஸ்டேட் சுரப்பியை சீராக சுரக்கச் செய்கிறது.

பாலுணர்வு குறைபாடை (Aphrodisiac) சீர் செய்கிறது

யானை நெருஞ்சில், (Pedalium Murex).

மேகத்தைப் போக்கிவிடும் வெண்குஷ்டந் தானுிக்குக்
தேகத்திற் கல்லடைப்பைத் தீர்க்குங்கா-கைத்தாந்
தேனையரும் பாகைத் திருத்துங் கிளிமொழியே
யானை நெருஞ்சிலது.

சித்தர் பாடல்

உடலை குளிர்ச்சிப்படுத்தும், வெள்ளைப்படுதல், வெண் குஷ்ட ரோகம், உடல் எரிச்சல், தாகம், பித்த மயக்கம் இவைகளைப் போக்கும்.

உண்ணும் முறை - இலை, காம்பு, காய் அனைத்தும் பிடுங்கி ஒரு கையளவு , 250 மிலி சுத்தமான நீரில் போட்டு 30 நிமிடம் வைத்தால் அந்த நீரானது எண்ணெய் அல்லது

குழப்பு போல் ஆகம். இதைக் குடித்தால் மேற்கண்ட நோய்கள் போகும் . மேலும் சொப்பனஸ்கலிதம், தாது உடைதல், சிறுநீர் எரிச்சல் நீங்கும்.

யானை நெருஞ்சில் காயை காய வைத்து உலர்த்தி கஷாயம் செய்து குடித்து வந்தால் சிறுநீரகக் கல் நீங்கும். யானை நெருஞ்சிலின் சமூலம்(அனைத்தும்) அரைத்து நெல்லி அளவு எருமைத்தயிரில் கலக்கி காலை ஒரு வேளை மட்டும் மூன்று நாட்கள் எடுத்துக்கொண்டால் நீர்க்கட்டு, நீர் எரிச்சல் , வெள்ளைப்படுதல், தேக எரிச்சல் நீங்கும்.

இதன் இலையை இடித்து சூரணம் செய்து இரண்டு வேளைப்பாலில் போட்டு நாட்டுச் சர்க்கரை கூட்டி சாப்பிட்டு வந்தால் வெள்ளைப்படுதல் மற்றும் வயிற்றுப்புண் நீங்கும்.

இதன் தண்டை இடித்துச் சாறு எடுத்து பாலில் கலக்கி உண்டு வந்தால் சிறுநீரக, எரிச்சல் , விந்து நீர்த்துப்போதல் , சிறுநீர் போகும்போது வலி, ஆண்மைக்குறைவு இவைகள் நீங்கும்

அந்தரத்தாமரை

2. தாவரப் பெயர் -: PISTIA STRATEUTES.

3. தாவரக்குடும்பம் -: ARACEAE.

4. வேறு பெயர்கள் -: ஆகாயத்தாமரை.

5. பயன் தரும் பாகங்கள் -: இலைகள் மட்டும்.

6.வளரியல்பு -: அந்தரத்தாரமரை நீரில் மிதக்கக் கூடிய கூட்டம் கூட்டமாக வளரும் சிறு செடிகள். சுத்தமான தண்ணீரில் வளரக்கூடியது. இலைகள் நீளம் சுமார் 13 செ.மீ. இருக்கும். இலைகள் எதிர் அடுக்கில் ஜோடியாக இருக்கும். இதற்கு காம்புகள் (ஸ்டெம்) கிடையாது. கூடை வடிவ இலை இழம்பச்சை நிறமாக இருக்கும். அதில் மொசுப்பான முடிகள் இருக்கும். இது முதன் முதலில் ஆப்பிரிக்காவில் 'Lake Victoria' என்ற ஏரியில் தோன்றியதாகச் சொல்வர். இது அமரிக்காவில் 1765 ம் ஆண்டில் 'புளோ-

ரிடா' என்ற இடத்தில் ஏரிகளில் கண்டு பிடிக்கப்பட்டதாகச் சொல்வர். இதை ஆங்கிலத்தில் 'Water Cabbage' மற்றும் 'Water Lettuce' என்றும் கூறுவார்கள். இதன் வேர்கள் குஞ்சம் போல் இருக்கும். தமிழகமெங்கும் குளம் குட்டைகளில் வளர்வது. பூக்கள் செடி நடுவில் மிகச் சிறிதாகத் தென்படும். இது இன விருத்திக்கு தாய் செடியுடன் சிறு குட்டிச் செடிகள் நூல் இழை போன்று தொடர்ந்து பெருகிக் கொண்டே போகும்.

+

7.மருத்துவப் பயன்கள் -: இது வெப்பு தணித்து தாகங் குறைக்கும் மருந்தகவும் தாதுக்களின் எரிச்சலைத் தணித்து அவற்றை துவளச் செய்யும் மருந்தாகவும் பயன் படுத்தலாம்.

இலையை அரைத்துக் கரப்பான், தொழு நோய்ப்புண் ஆகியவற்றின் மீது வைத்துக் கட்டி வர விரைவில் ஆறும். ஆசனவாயில் வைத்துக் கட்டி வர வெளி மூலம், ஆசனக் குத்தல் ஆகியவை தீரும்.

25 மி.லி. இலைச்சாற்றை சிறிது தேனுடன் காலை, மாலை 5 நாட்கள் கொடுக்க மார்பிலும் உண்டாகும் கிருமிக் கூடுகள் போகும். மேலும் நீர்சுருக்கு, மூலம், சீதபேதி, இருமல் ஆகியவை தீரும்.

அந்தரத்தாமரையிலையை நீரிலிட்டுக் கொதிக்க வைத்து அந்த ஆவியை 10 நிமிடம் ஆசன வாயில் பிடித்து வர மூல மூளை அகலும். இதன் இலைச்சாறு அரை லிட்டர், நல்லெண்ணைய் 1 லிட்டர் ஆகியவற்றைக் கலந்து சிறு தீயில் காய்ச்சி வண்டல் மெழுகுப் பதமான நிலையில் கிச்சிலிக் கிழங்கு, சந்தனத்தூள், வெட்டி வேர், கஸ்தூரி மஞ்சள் சாம்பிராணி வகைக்கு 10 கிராம் போடித்துப் போட்டு இறக்கி வடித்து (ஆகாயத்தாமரைத் தைலம்) வாரம் 1 முறை தலைக்கிட்டுக் குளித்து வர உட்சூடு, கண்ணெரிச்சல், மூல நோய் ஆகியவை தீரும்.

நெருஞ்சில் மூலிகை!

'யானை நெருஞ்சி' என்று அழைக்கப்படும் மருத்துவ மூலிகையில் சிறு நெருஞ்சில், செப்பு நெருஞ்சில், பெரு நெருஞ்சில் என பல வகைகள் உள்ளன. மணற்பாங்கான இடங்களில் தானே வளரக்கூடிய மூலிகை இது. இரும்பு, கால்சியம், பாஸ்பரஸ் போன்ற சத்துக்கள் நிறைந்த நெருஞ்சில் இலையின் பூ, காய், வேர் என அனைத்துமே மருத்துவ குணம் நிறைந்தவை. சாலை ஓரங்களிலும், தரிசு நிலங்களிலும் வளரக்கூடிய இது, சிறுநீர் பெருக்கும் தன்மை கொண்டதாகவும் மாதவிடாய் பிரச்னைகளை சரி செய்யும் தன்மை கொண்டதாகவும் விளங்குகிறது.

சிறு நெருஞ்சில்: மஞ்சள் நிற மலர்களை உடைய இந்தச் செடியின் பூக்கள் சூரியன் இருக்கும் திசை நோக்கி திரும்பும் தன்மை உடையவை. இந்தச் செடியின் காய் முற்றும்போது முள்ளுடன் இருக்கும். இது ஏராளமான நோய்களை குணப்படுத்தக் கூடியது. இதன் வேரை எலுமிச்சை பழச் சாறு விட்டு அரைத்து குடித்து வர, உரிய வயதில் பூப்பெய்தாத பெண்களுக்கு சிறந்த தீர்வாக அமையும். அதேபோல், இதன் இலைகளை எடுத்து தண்ணீர் விட்டு கொதிக்க விட்டு பாதியாக ஆனதும் வடிகட்டி அருந்தி வர பெண்களின் கர்ப்பப்பை கோளாறுகள் நீங்கும். நெருஞ்சி செடியை நிழலில் உலர்த்தி சூரணம் தயாரித்து, (நாட்டு மருந்து கடைகளில் கிடைக்கிறது) இதனை பாலுடன் கலந்து குடித்து வர உடல் பலம் பெறுவதுடன் பெண்களுக்கு ஏற்படும் பல பிரச்னைகளும் தீரும்.

செப்பு நெருஞ்சில்: புல் தரையில் தரையோடு தரையாக படர்ந்து வளரும் கொடி வகை இது. இதன் பூக்கள் ரோஜா பூவின் நிறத்தில் இருக்கும். இதன் இலைகளை கசாயம் ஆக்கிக் குடித்து வர காய்ச்சல் குணமாகும். இந்தச் செடியின் வேர்களை கொதிக்க வைத்து குடித்து வர சிறுநீரகக் கற்கள், பித்தப்பை கற்களை வெளியே தள்ளும் தன்மை கொண்டது.

பெரு நெருஞ்சில்: இதை யானை நெருஞ்சில் அல்லது யானை வணங்கி என்று சொல்வார்கள். மற்ற நெருஞ்சில்-களை விட இதன் இலைகள் அகலமாகவும், பெரியதாகவும் இருக்கும். இதன் இலைகளை தண்ணீரில் போட்டால் சிறிது நேரத்தில் தண்ணீர் கொழ கொழப்பு தன்மையுடன் எண்-ணெய் போல் ஆகிவிடும். இந்தச் செடியை முழுவதுமாக பிடுங்கி அலசி தண்ணீரில் ஒரு மணி நேரம் ஊற விட்டு அதில் அழுக்கு கறை படிந்த பட்டு துணிகளை அலசி-னால் சுத்தமாகிவிடும். சித்த மருத்துவத்தில் பயன்படுத்தப்-படும் யானை நெருஞ்சில் சிறுநீர் கற்களை உடைக்கும் திறன் கொண்டது. நெருஞ்சில் பொடியை பாலில் கலந்து பருக, இரவில் நல்ல உறக்கம் வரும். நெருஞ்சில் குடிநீர் உடல் வெப்பத்தை குறைத்து உடலை குளிர்ச்சியாக வைத்-துக் கொள்ளும். யானையின் கொழுப்பு படிமம் நிறைந்த பாதங்களை துளைத்து யானையை தலை வணங்கச் செய்-வதால் யானை வணங்கி என்ற பெயரும் இதற்கு உண்டு.

0

தரையில் படர்ந்து காலைக்குத்தி நம் கவனத்தை ஈர்க்கும். இதன் கொடிகள் சிறுநீர் தாரை நோய்கள் அத்தனையும் நீக்கும் குணம் வாய்ந்தது. நெருஞ்சில் மணற்பாங்கான இடங்களில் தரையில் படர்ந்து காணப்படும். நெருஞ்சிலை யானை வணங்கி என்பர். நெருஞ்சில் இலையை ஒரு குவளை தண்ணீரில் சிறிது நேரம் இட்டால், தண்ணீர் அடர்த்தி மிகுந்து கெட்டியாகிவிடும். பார்ப்பதற்கு அதிசய-மாக இருக்கும். எண்ணெய் போல் பிசுபிசுப்பு ஆகிவிடும். இதுவும் ஒரு மருந்து, இது காமவர்த்தினி, ஆண்மை பெருக்கும்.

நெருஞ்சலை நீரில் ஒரு மணி நேரம் ஊறவிடவும். இந்த நீரில் பட்டு, நூல் துணிகளை ஊற வைத்து எடுக்க அழுக்கு, கறை அகலும். இது எந்த ரசாயனமும் இல்லாமல் இயற்கை முறையில் பட்டு முதலிய துணிவகைகளை சுத்தம் செய்து

கரைகளை எடுக்கும். நெருஞ்சில் பசுமையான புல் தரைகளிலும், மற்ற இடங்களிலும் தரையோடு தரையாக படர்ந்து வளரும். இதனுடைய இலைகள் பார்ப்பதற்கு புளிய இலைகள் போல் இருக்கும். ஆனால் அவற்றை விட சிறிய அளவிலும், பூக்கள் ஐந்து இதழ்களிடன் மஞ்சள் நிறமாக சிறியதாகவும் இருக்கும். இதன் இனப்பெருக்கம் விதைமூலம் செய்யப்படுகிறது.

நாம் உண்ணும் உணவின் சாரத்தின் பகுதி சிறு நீரகத்தில் நீராக பிரிக்கப்பட்டு சிறுநீராய் வெளியாகிறது. இந்நீரில் பல வகைப்பட்ட உப்புகள் நிறைந்திருக்கின்றன. இவ்வுப்புகள் சில வேளை சிறுநீரகத்தில் தங்கி உறைந்து பெருத்து வளர்கிறது. இதுவே கல்லடைப்பு நோயாகும். **நெருஞ்சில் கல்லடைப்பு, நீரடைப்பு, நீர் எரிச்சல், நீர் வேட்கை, வெள்ளை நோய், வெப்ப நோய், சொட்டு நீர் முதலியவற்றை நீக்கும் குணமுடையது.**இது ஒரு சும்மா கிடைக்கும் வயகரா. சாப்பிட்டுப்பார்த்தால் தான் தெரியும் அதன் வலிமை. நம்மிடையே இருக்கும் ஆண்மை பெருக்கி மருந்துகள் பல இன்னும் சரிவர பயன்படுத்தாமல் இருக்கிறது .நெருஞ்சல் வித்தினைப் பாலில் புட்டவியல் செய்து உலர்த்தி பொடி செய்து வைத்துக் கொண்டு காலை, மாலை கொடுத்து வரத் தாது கட்டும்.

இது ஒரு ஊக்கி மருந்து ஆகும். நெருஞ்சில் செடி இரண்டு வேருடன் பிடங்கி, ஒரு பிடி அருகம்புல்லுடன் சட்டியில் போட்டு ஒரு லிட்டர் நீர்விட்டு அரை லிட்டராகச் சுண்டக் காய்ச்சி குடி நீராகப் பயன்படுத்தலாம். 50 மி.லி. அளவு இரு வேளை மூன்று நாள் வெறும் வயிற்றில் குடித்து வர உடல் **வெப்பம் தணியும், கண் எரிச்சில், நீர் வடிதல், சிறு நீர் சொட்டாக வருதல் குணமாகும்.**

நெருஞ்சில் இலைகளைப் பறித்து வந்து, அதில் அரை லிட்டர் அளவு சாறெடுக்கவும். கீழாநெல்லி இலைகளைப் பறித்து அதிலும் அரை லிட்டர் சாறெடுக்கவும். இரண்டையும் ஒன்றாய்க் கலந்து, இதில் கால் கிலோ மஞ்சளை ஊறவைத்து உலர்த்திக் கொள்ளவும். இத்துடன் சம அளவு

சிறுபீளை வேர், சீந்தில் இலை, வில்வ இலை, தென்-னம்பாளை……. அரிசி ஆகியவற்றைக் கலந்து அரைத்து வைத்துக்கொள்ளவும். இதில் கால் ஸ்பூன் வீதம் தேனில் குழைத்துச் சாப்பிட்டு வர, சிறுநீரகங்களைப் பற்றிய நீர்க்கடுப்பு, நீர் எரிச்சல், நீரடைப்பு, சதையடைப்பு, கல்லடைப்பு, சிறுநீரில் ரத்தம் வெளியாகுதல், சிறுநீரில் சீழ் உண்டாகுதல், சிறுநீர் அடிக்கடி கழிதல் சிறுநீரகச் செயற்பாடு குறைவு போன்ற குறைகள் நீங்கி, சிறுநீரகம் செழுமையாய் செயற்படும்.

ஆயுர்வேத மருத்துவங்களில் ஒன்றான நெருஞ்சி முள் பெண்களின் கருப்பை கோளாறுகளை நீக்குவதோடு, ஆண்களின் ஆண்மையை பெருக்கி குழந்தை வரம் தரும் அற்புத மூலிகை என்று சித்த மருத்துவர்கள் தெரிவித்துள்ளனர். இதில் இரும்புச்சத்து, கால்சியம், பாஸ்பரஸ் போன்றவை காணப்படுகின்றன. நெருஞ்சி வேரை எலுமிச்சம் பழம் சாறு கொண்டு அரைத்து குடித்துவர பூப்படையாத பெண்கள் பூபெய்துவர்.

நெருஞ்சி இலைகளை 50 கிராம் அளவு சேகரித்து அரை லிட்டர் தண்ணீர் சேர்த்து அதை பாதியாக காய்ச்சி தினசரி சிறிதளவு சாப்பிட்டு வர பெண்களின் கருப்பை கோளாறுகள் நீங்குவதோடு குழந்தை பேறு உண்டாகும். நெருஞ்சி முள்ளை சேகரித்து அதை பசும்பாலில் வேகவைத்து உலர்த்தி பொடியாக்கி வைத்துக்கொள்ளவும்.இதில் 2 கிராம் அளவு எடுத்து பாலுடன் கலந்து காலை மாலை இருவேளைகள் அருந்தி வர வீரிய விருத்தி உண்டாகும்.

நெருஞ்சி விதை, மற்றும் வெள்ளரி விதை இவையிரண்-டையும் சம அளவு எடுத்து பொடிசெய்து வைத்துகொண்டு அதில் 2 கிராம் அளவு எடுத்து இளநீரில் கலந்து உட்-கொண்டுவர கல் அடைப்பு நோய் குணமாகும். கண் எரிச்-சல் குணமடையும் உடல் சூடு காரணமாக சிலருக்கு கண் எரிச்சல் ஏற்படும். அவர்கள் நெருஞ்சி செடி மற்றும் அரு-கம்புல் ஒரு கைப்பிடி எடுத்து அதை மண் சட்டியிலிட்டு நீர்விட்டு காய்ச்சி வடிகட்டி குடித்துவர கண் எரிச்சல், கண்

சிவப்பு, கண்ணில் நீர் வடிதல், உடல் உஷ்ணம் போன்றவை குணமாகும்.

வெந்தய டீ தயாரிப்பது எப்படி?

ஒரு பாத்திரத்தில் நீரை ஊற்றி, அதில் வெந்தயத்தை சிறிது சேர்த்து மூடி வைத்து 3 நிமிடம் கொதிக்க வைத்து இறக்க வேண்டும்.

பின் அதை வடிகட்டி, தேன் சேர்த்து கலந்து, சூடாகவோ அல்லது குளிர்ச்சியான நிலையிலோ குடியுங்கள்.

வெந்தய டீ குடிப்பதால் கிடைக்கும் நன்மைகளைக் காண்போம்.

மாதவிடாய் காலத்தில் பெண்கள் வயிற்று வலி மற்றும் பிடிப்புக்களை சந்திப்பார்கள். இந்த சமயத்தில் வெந்தய டீயைக் குடித்தால், வலியில் இருந்து உடனடி நிவாரணம் கிடைக்கும்.

ஒருவர் தினமும் வெந்தய டீயை குடித்து வந்தால், தற்போது நிறைய பேர் சந்திக்கும் சர்க்கரை நோய் மற்றும் டைப்-2 சர்க்கரை நோயின் தாக்கத்தைத் தடுக்கலாம்.

கொலஸ்ட்ரால் பிரச்சனை உள்ளதா? அதைத் தவிர்க்க தினமும் வெந்தய டீ குடியுங்கள். இதனால் உயர் கொலஸ்ட்ரால் பிரச்சனை குறைவதோடு, இரத்த சர்க்கரை அளவும் குறையும்.

வெந்தய டீ மிகச்சிறந்த மலமிளக்கியாக செயல்படும். ஆகவே மலச்சிக்கல் பிரச்சனை ஏற்படாமல் இருக்க நினைப்பவர்கள், தினமும் ஒரு டம்ளர் வெந்தய டீயைக் குடியுங்கள்.

வெந்தய டீ உடலில் தேங்கியுள்ள கொழுப்புக்களை கரைப்பதோடு, அடிக்கடி பசி ஏற்படுவதையும் தடுத்து, உடல் எடையைக் குறைக்க பெரிதும் உதவியாக இருக்கும்.

குடல் மற்றும் சிறுநீரகங்களை சுத்தமாக வைத்துக் கொள்ள வேண்டுமா? அப்படியெனில் தினமும் ஒரு டம்ளர் வெந்தய டீ குடியுங்கள். இது கழிவுகளை உடலில் இருந்து எளிதில் வெளியேற்றும்.

உலகில் இதய நோயால் அவஸ்தைப்படுவோரின் எண்ணிக்கை அதிகம். இத்தகைய இதய நோயின் தாக்கத்தைத் தடுக்க வேண்டுமெனில், தினமும் ஒரு கப் வெந்தய டீ குடியுங்கள்.

வைட்டமின் பி1 குறைபாட்டினால் ஏற்படும் பெரி பெரி நோயின் தாக்கத்தை வெந்தய டீ குறைக்க உதவும். ஆகவே அன்றாட டயட்டில் வெந்தய டீயை தவறாமல் சேர்த்து வாருங்கள்.

வெந்தய டீயில் வைட்டமின்கள் மற்றும் கனிமச்சத்துக்கள் ஏராளமான அளவில் நிறைந்துள்ளது. இதை தாய்ப்பால் கொடுக்கும் பெண்கள் தொடர்ந்து குடித்து வந்தால், தாய்ப்பால் சுரப்பு அதிகரிப்பதோடு, தாய்ப்பாலில் சத்துக்களும் அதிகரிக்கும்.

பிரசவத்தை நெருங்கும் கர்ப்பிணிப் பெண்கள் வெந்தய டீயைக் குடித்தால், அது பிரசவ வலியைத் தூண்டுவதோடு, எளிதில் பிரசவம் நடக்கவும் உதவி புரியும்.

வெந்தய டீயில் அழற்சி எதிர்ப்பு பண்புகள் ஏராளமாக அடங்கியுள்ளது. ஆகவே மூட்டு வலி, முழங்கால் வலி உள்ளவர்கள், வெந்தய டீயைக் குடித்து வந்தால், இந்த பிரச்சனையில் இருந்து முழுவதுமாக தடுக்கலாம்.

வெந்தயம் மிகச்சிறந்த சளி கரைப்பான். ஆகவே உங்களுக்கு சைனஸ் மற்றும் சளித் தொல்லை அதிகம் இருந்தால், தினமும் ஒரு டம்ளர் வெந்தய டீயைக் குடியுங்கள். இதனால் உடனடி நிவாரணம் கிடைக்கும்.

வெந்தயம் சிறுநீர் பெருக்கியாக செயல்படும். ஒருவர் தினமும் பலமுறை சிறுநீர் கழிப்பதன் மூலம், இரத்தத்தில் உள்ள கசடுகள் வெளியேறும். வெந்தய டீயைக் குடித்தால், அடிக்கடி சிறுநீரைக் கழிக்கலாம்.

கொதிக்கும் நீரில் துளசி, மஞ்சள் கலந்து குடிப்பதால் கிடைக்கும் நன்மைகளைப் பற்றி

நீங்கள் அடிக்கடி உடல்நல உபாதைகளுக்கு உள்ளாகி மருத்துவமனைக்கு சென்று நேரத்தையும் பணத்தையும் செலவழிப்பவரா? அப்படியெனில் உங்கள் உடலின் நோயெ-

திர்ப்பு மண்டலம் பலவீனமாக உள்ளது என்று அர்த்தம். இம்மாதிரியான சூழ்நிலையில் இயற்கை வழிகளை நாடினால் நல்ல பலன் கிடைக்கும்.

அதுவும் நம் வீட்டு சமையலறையில் உள்ள பொருட்களைக் கொண்டே உடல் ஆரோக்கியத்தை மேம்படுத்தலாம். இங்கு உடல் ஆரோக்கியத்தை மேம்படுத்தும் ஒரு பானம் குறித்து கொடுக்கப்பட்டுள்ளது. அது தான் மஞ்சள் தூள் கலந்த துளசி நீர். இந்த நீரில் ஏராளமான நன்மைகள் நிறைந்துள்ளன.

தயாரிக்கும் முறை...

ஒரு பாத்திரத்தில் நீரில் ஊற்றி நன்கு கொதிக்க வைத்து, அதில் சிறிது துளசி மற்றும் மஞ்சள் தூள் சேர்த்து, ஒரு கொதி விட்டு இறக்கினால் பானம் ரெடி

அடிக்கடி சளி பிடிப்பவர்கள் இந்த நீரை குடித்து வந்தால், அதில் உள்ள மருத்துவ குணங்கள் நுரையீரலில் உள்ள அழற்சி மற்றும் சளித் தேக்கத்தைக் குறைத்து, சளி பிடிப்பதைத் தடுக்கும்

துளசி நீரில் மஞ்சள் கலந்து குடித்தால், ஆஸ்துமா பிரச்சனையில் இருந்து விடுபட்டு, நிம்மதியாக சுவாசிக்க உதவும்.

இந்த இயற்கை பானம் சிறுநீரகங்களில் உள்ள டாக்ஸின்களை வெளியேற்றி, சிறுநீரகங்களை சுத்தமாகவும், ஆரோக்கியமாகவும் வைத்துக் கொள்ளும்.

துளசி பானத்தை ஒருவர் தினமும் காலையில் குடித்து வந்தால், நரம்புகள் அமைதியாகி, மூளையில் இரத்த ஓட்டம் அதிகரித்து, மன அழுத்தத்தில் இருந்து நிவாரணம் கிடைக்கும்.

நீங்கள் அடிக்கடி மலச்சிக்கலால் அவஸ்தைப்பட்டு வந்தால், இந்த பானம் குடலியக்கத்தை மேம்படுத்தி அப்பிரச்சனையை உடனடியாக தடுக்கும்.

துளசி நீரில் மஞ்சள் கலந்து குடிப்பதால், நோயெதிர்ப்பு அழற்சி தன்மை, வயிற்றில் உள்ள அமிலத்தின் தீவிரத்தைக் குறைத்து, அசிடிட்டி பிரச்சனையைக் குறைக்கும்.

இந்த இயற்கை பானத்தில் உள்ள மருத்துவ குணங்கள், வாய் மற்றும் வயிற்றில் உள்ள புண்களை சரிசெய்து, அல்சர் பிரச்சனையில் இருந்து விடுவிக்கும்.

மஞ்சள் கலந்த துளசி நீரை தினமும் காலையில் ஒரு டம்ளர் குடித்து வந்தால், செரிமான பிரச்சனைகள் வருவது தடுக்கப்படும்.

தினமும் காலையில் மஞ்சள் கலந்த துளசி தண்ணீரைக் குடிப்பதன் மூலம், சைனஸ் மற்றும் மன அழுத்தத்தால் ஏற்-படும் தலைவலியில் இருந்து விடுபடலாம்.

கொலஸ்ட்ரால் பிரச்சனை இருப்பவர்கள் துளசி நீரில் மஞ்சள் கலந்து அதிகாலையில் எழுந்ததும் குடித்து வந்தால், கொழுப்பு செல்கள் கரைக்கப்பட்டு, கொலஸ்ட்ரால் பிரச்-சனைகள் குறையும்.

சாதத்தை இப்படி சாப்பிட்டால் தான் நோய்கள் வராது !
சாதம் எப்படி சாப்பிட வேண்டும்?

தினமும் அரிசி சாதம் சாப்பிடுவதால் அதிக அளவில் சர்க்கரை நோய் வருவதாக பலரும் சொல்கிறார்கள். ஆனால் அது தவறு. நாம் எப்படி சாப்பிடுகிறோம் என்பது தான் முக்கியம்.

சர்க்கரை நோய் எப்படி வருகிறது

இன்று குக்கரில் வேகவைத்த சாதத்தை பலரும் சாப்-பிடுகிறார்கள். கஞ்சியை வடிக்காமல் சாதம் சாப்பிடுவதால் தான் நீரிழிவு ஏற்படுகிறது.

கஞ்சியின் பயன்கள் :

சாதம் வடித்த கஞ்சி சூடாக இருக்கும்போது சிறிது உப்-பைப்போட்டு பருகினால் கண் எரிச்சல், பித்தம் ஆகியவை சரியாகும்.

ஆனால் கஞ்சியை ஆறிப்போய் குடித்தால் வாயுவை ஏற்படுத்தும்.

சாதம் உலையில் கொதிக்கும் போதே கஞ்சியை எடுத்துப் பருகினால் நீர்க்கடுப்பை நீக்கும்.

சாதத்தை எப்பொழுது சாப்பிட வேண்டும்?
கொதிக்கக் கொதிக்க சாதத்தை சாப்பிடக்கூடாது.

சாதத்தை மிதமான சூட்டிலேயே சாப்பிட வேண்டும்.

ஆனால் சாதத்தை சில்லென்று, ஆறிப்போய் சாப்பிட்டால் கீல் வாதம், மூட்டு வாதத்தை ஏற்படுத்தும்.

பழையச் சோறு :

பழையச் சோறு சாப்பிட்டுத்தான் நம் முன்னோர்கள் ஆரோக்கியத்துடன் வாழ்ந்தார்கள்.

சாதத்தில் தண்ணீர் ஊற்றி, மறுநாள் காலையில் பழைய சோற்றை சாப்பிடுவது உடலுக்கு குளிர்ச்சி, வலிமை தருவதுடன் வயிற்றுக்கோளாறு, அல்சர், மூட்டு வலி, தோல் நோய்கள் ஆகியவை பாதிக்காமல் பாதுகாக்கிறது.

பழைய சோற்றில் தயிர் ஊற்றி சாப்பிடக்கூடாது. மோரைக் கடைந்து ஊற்றி சாப்பிட வேண்டும்.

சாதத்தின் பயன்கள் :

சாதம் வெதுவெதுப்பாக இருக்கையில் பசும்பால் ஊற்றி சாப்பிட்டால் தண்ணீர்த்தாகம் ஏற்படுவதும், பித்தம் உண்டாவதும் நீங்கும்.

பச்சரிசி சோற்றில் பால் சேர்த்துச் சாப்பிட வாதம், பித்தம் நீங்கும்.

மோர் சாதம் செரிமானக் கோளாறுகளை நீக்கி, வாதம், பித்ததை தணிக்கிறது.

சம்பா சோறு வயிற்றுப்பொருமலுக்கு மிகவும் நல்லது.

வாழையிலையில் சாப்பிடுவதால் அதிலுள்ள துவர்ப்பு சத்து உடலில் சேர்ந்து நன்மை செய்கிறது.

ஆரோக்கியமாக இருக்க கடைபிடிக்க வேண்டியவை :

காலை உணவுக்கு அரை மணி நேரத்திற்கு முன் தோல் நீக்கிய இஞ்சித் துண்டைச் சாப்பிட்டால் தொப்பையைக் கரைக்கும்.

உணவை நன்றாக மென்று, பொறுமையாக உண்ணுங்கள்.

ஏற்கனவே பயன்படுத்திய எண்ணெயில் மீண்டும் பயன்படுத்திச் செய்யப்பட்ட பண்டங்களைச் சாப்பிடக் கூடாது. இதனால் கெட்ட கொழுப்பு அதிகரிக்கும்.

மைதாவினால் செய்யப்படும் பரோட்டா போன்ற பொருட்களை சாப்பிடுவதை தவிர்த்து விடுங்கள. இது வாழ்நாளைக் குறைக்கும்.

பிராய்லர் கோழிக்கறி சாப்பிடுவதை தவிர்த்து விடுங்கள். இதற்கு பதில் மீன் அல்லது ஆட்டுக்கறி, நாட்டுக்கோழி சாப்பிடுங்கள்.

மதியம் சாப்பாட்டுக்கு ஒரு மணி நேரம் முன்பு சுக்குக் காபி சாப்பிடுவது மிகவும் நல்லது.

உண்ட உணவு முழுமையாகச் செரிக்கும் முன்பு திட உணவு சாப்பிடக் கூடாது.

பாதாம், முந்திரி, உலர்பழம், பழங்கள், கீரைகள், கிரின் டீ, கடலை மிட்டாய், எள் உருண்டை, பனைவெல்லம் ஆகியவற்றை நாள்தோறும் சாப்பிடுவது நல்லது.

புற்றுநோயைத் தடுக்க உதவும் பப்பாளி

அனைத்து சீசன்களிலும் கிடைக்கக் கூடிய ஓர் அற்புதமான பழம் பப்பாளி. சருமத்தை அழகுபடுத்தும் குணத்தைத் தாண்டி பப்பாளிக்கு ஏராளமான மருத்துவ குணங்கள் உள்ளன. ஊட்டச்சத்துகள் நிறைந்த பப்பாளிப் பழத்தை ஒருவர் தங்களின் அன்றாட உணவில் சேர்த்து வந்தால் ஏராளமான நன்மைகளை பெறலாம்.முக்கியமாக பப்பாளியை வெறும் வயிற்றில் சாப்பிட்டால் அதனின் சத்துகளை முழுமையாக பெற முடியும். நம் உடலில் ஏற்படும் பல பிரச்சனைகளுக்கு பப்பாளி மருந்தாக அமைகிறது. பப்பாளியில் உள்ள ஆண்டி ஆக்ஸிடண்ட்ஸ்(ANTI OXIDANTS), புற்றுநோயை உண்டாக்கும் செல்களை எதிர்த்துப் போராட உதவும்.

இதில் இருக்கும் டயட்டரி நார்ச்சத்துக்கள் குடலில் உள்ள புற்றுநோய் செல்கள் மற்றும் கார்சினோஜெனிக் செல்களை உடலில் இருந்து வெளியேற்றும் மேலும் இரத்தக் குழாய்களில் கொழுப்புக்கள் தேங்குவதைத் தடுக்கும்.

பப்பாளியில் உள்ள நார்சத்து மனித உடலில் செரிமானத்தை சீரக்கி, மலச்சிக்கல் வராமல் இருக்க உதவும் பப்பாளி விதையை பொடியாக்கி பாலில் கலந்து குடித்து

வர அதில் உள்ள ஆண்டி ஆக்ஸிடண்ட்ஸ்(ANTI OXIDANTS) இதய நோய், சர்க்கரை நோய், பக்கவாதம் போன்றவற்றை கட்டுப்படுத்த உதவுகிறது. பப்பாளியில் உள்ள பொட்டாசியம் இதயத் துடிப்பு மற்றும் இரத்த அழுத்தத்தை சீராக பராமரிக்க உதவும். உயர் இரத்த அழுத்தம்(High Blood Pressure) கொண்டவர்கள்,

பப்பாளியை வெறும் வயிற்றில் சாப்பிட்டால், இரத்த அழுத்த பிரச்சனையில் இருந்து விடுபடலாம் மேலும் கண் சம்பந்தப்பட்ட பிரச்சனைகள் வராமல் தடுக்கலாம். குறைந்த கலோரிகள் மற்றும் ஊட்டச்சத்துக்கள் அதிகம் நிறைந்துள்ள பப்பாளியை வெறும் வயிற்றில் உட்கொண்டால் உடல் எடை வெகுவாக குறையும் நோய் எதிர்ப்பு சக்தி அதிகம் உள்ள பப்பாளியில் இருக்கும் வைட்டமின் ஏ மற்றும் வைட்டமின் சி, சளி, காய்ச்சல், இருமல் போன்றவற்றில் இருந்து பாது-காக்க உதவும் பப்பாளி மிகச்சிறந்த பழம்.

ஒரு மனிதன் அதிகாலையில் எழுந்து நடமாட ஆரம்-பித்தால்:; இந்த ஓஸோன் காற்றை அவன் சுவாசிப்பான்.

இது நமது உடலிலுள்ள நோய்களைக் குணப்படுத்தி, நம் ஆயுளை அதிகரிக்கும் என்று மருத்துவ விஞ்ஞானிகள் கூறுகின்றனர்!!

இரவு முன்கூட்டியே உறங்குவதால்; மெலடோனின் கிடைக்கிறது! அதிகாலையில் எழுந்து அலுவல்களைத் துவங்குவதால்; ஓஸோன் கிடைக்கிறது!

அதிகாலையின் சில மணி நேரங்கள் அந்த நாளின் வெற்றி, தோல்வியைத் தீர்மானிக்கக் கூடியவையாக இருக்-கின்றன

அதிகாலையில் எழும்போது; நமது மூளையும், இன்னபிற உறுப்புகளும் பூரண ஓய்வு பெற்று வேலை செய்ய தயாராக இருக்கும்!

அந்த நேரத்தில் செய்யும் பணிகள் அனைத்தும் திறமை மிக்கதாகவும், ஆற்றல் அழுத்தம் மிக்கதாகவும் திகழும்!!

எனவே முன் எழுந்து முன் மறையும் அதிசய மெலடோ-னினைப் பெறவும், அதிகாலைப் பொழுதின் ஓஸோனைப்

பெற்று பயனடைவோம்.

இரத்தத்தில் உள்ள அதிகமான சர்க்கரை அளவைக் குறைக்கும் அற்புத மருந்து!

தற்போது உலகில் சர்க்கரை நோயாளிகளின் எண்ணிக்கை அதிகம் உள்ளது. ஒருவருக்கு சர்க்கரை நோய் வந்துவிட்-டால், வாழ்நாள் முழுவதும் மருந்து மாத்திரைகளை எடுக்க வேண்டியிருக்கும்.

ஒருவரது இரத்தத்தில் சர்க்கரையின் அளவு அதிகமாவதற்கு மோசமான உணவுப் பழக்கங்கள், ஆரோக்கியமற்ற வாழ்க்கை முறை, குறிப்பிட்ட மருந்துகள் மற்றும் சில உடல்நல பிரச்சனைகள் தான் காரணம். இப்போது இரத்த சர்க்கரை அளவு அதிகம் இருந்தால் தென்படும் அறிகுறிகள் மற்றும் அதற்கான ஓர் இயற்கை மருந்து குறித்து காண்-போம்.

அறிகுறிகள் - இரத்த சர்க்கரை அளவு அதிகமாக இருந்தால், வாய் வறட்சி, வயிற்று பிரச்சனைகள், எப்போ-தும் தாகம், சருமத்தில் வறட்சி மற்றும் அரிப்பு, பாலியல் உறவில் நாட்டமின்மை, கவனச் சிதறல், நரம்பு பிரச்சனை-கள், எந்நேரமும் பசியுணர்வுடன் இருப்பது, அடிக்கடி சிறு-நீர் கழிப்பது, இரவில் சிறுநீர் கழிப்பது, நாள்பட்ட சோர்வு, மங்கலான பார்வை, அடிவயிற்றில் கொழுப்புக்களின் தேக்-கம் போன்ற அறிகுறிகள் தென்படும்.

மருந்து தயாரிக்க தேவையான பொருட்கள்:

தண்ணீர் — 1 லிட்டர்
கிராம்பு — 60 கிராம்
பட்டை — 4 துண்டுகள்

தயாரிக்கும்முறை: நீரில் கிராம்பையும், பட்டையையும் போட்டு கலந்து, ப்ரிட்ஜில் 5 நாட்கள் ஊற வைக்க வேண்-டும். 5 நாட்கள் கழித்த பின் மருந்து தயாராகிவிட்டது என்று அர்த்தம்.

எப்போது பருக வேண்டும்?

இந்த பானத்தை தினமும் காலையில் உணவு உண்பதற்கு முன் 100 மிலி குடிக்க வேண்டும். இப்படி தினமும் குடித்து வர, உங்கள் ஒட்டுமொத்த உடல் ஆரோக்கியமும் மேம்பட்டிருப்பதுடன், இரத்த சர்க்கரை அளவு...... குறைந்திருப்பதையும் காணலாம்.

உடம்பில் உள்ள மொத்த சளியையும் வியர்வை மூலமே வெளியேற்றணுமா??

முழு ஆரோக்கியத்துடன் இருக்கும் பொழுதும் , உங்கள் உடம்பு சளியை உற்பத்தி செய்து கொண்டே தான் இருக்கும். ஒரு நாளைக்கு , ஒன்றில் இருந்து ஒன்றரை லிட்டர் சளியை நம் உடம்பானது உற்பத்தி செய்கிறது.

உதாரணத்துக்கு ,தூசியோ, அலர்ஜியோ ஏற்படுத்தும் ஏதோ ஒரு பொருள், நம் மூக்கினுள் நுழைந்து விடும் போது , சளி உற்பத்தி செய்யும் அளவு கட்டுக்கடங்காமல் பெருகி விடுகின்றது.

அதாவது, இந்த மாதிரி தருணங்களில் நம் உடம்பில் உள்ள நோய் எதிர்ப்பு உயிரணுக்கள் (Mast cells), ஹிஸ்டமைன் (Histamine) என்ற வேதி பொருளை உற்பத்தி செய்கின்றன.

இந்த ஹிஸ்டமைன் ஆனது , உடனே தும்மல் , அரிப்பு , மூக்கில் ஏதோ திணித்து வைத்தாற் போன்றதொரு உணர்வைத் தூண்டி விடுகிறது.

இவ்வாறு தூண்டப்பட்டவுடன் சளியை உற்பத்தி செய்யும் திசுக்கள், சளியை தண்ணீரை போன்று கசிய விட ஆரம்பிக்கின்றன. சளிப்பிரச்சனையில் இருந்து விடுபட இயற்கை முறை மருத்துவத்தைப் பின்பற்றுவது நல்லது.

நம்முடைய உடலில் உள்ள சளியை எப்படி எளிமையாக விரட்டலாம்?

முதலில் மூன்று எலுமிச்சையை எடுத்துக் கொண்டு பாதியாக வெட்டிக் கொள்ள வேண்டும்.

பின்பு, ஒரு பாத்திரத்தில் இரண்டு கப் அளவு தன்னீர் எடுத்துக் கொண்டு தேவையான அளவு உப்பு போட்டு தண்-

ணீர் பாதியளவு ஆகும் வரை நன்றாக கொதிக்க விட வேண்டும்.

இப்பொழுது, இரண்டு கப் நீர் ஒரு கப் அளவிற்கு சுண்டும்வரை கொதிக்க வைத்தவுடன், வெட்டி வைத்துள்ள எலுமிச்சையை அதில் நன்றாக பிழிந்து சிறிதளவு சர்க்கரை சேர்த்துக் கொள்ள வேண்டும்.

இதனை, இரவு தூங்குவதற்கு அரை மணி நேரம் முன்பு மிதமான சூட்டுடன் குடித்து விட்டு தூங்கினால் உடம்பில் உள்ள சளி எல்லாம் வியர்வையாக வெளியேறி விடும்.

ஆண்கள் ஏன் கட்டாயம் கற்றாழையை சாப்பிட வேண்டும் என்பதற்கான 10 காரணங்கள்!!

இயற்கையில் நிறைய தாவரங்கள் நமக்கு பயன்படுகின்றன. ஆனால் ஒரே ஒரு தாவரம் மட்டும் எல்லாவற்றையும் விட மிகுந்த நன்மைகளை நமக்கு அள்ளித் தருகிறது. அது பயன்படாத இடமே இல்லை எனலாம். அந்த அளவுக்கு அதன் பயன்கள் நீண்டு கொண்டே செல்கின்றன.

நாம் உபயோகிக்கும் கற்றாழை தாவரம் தான் நமக்கு எண்ணற்ற நன்மைகளை பரிசளிக்கிறது. எல்லா வகையான சரும தன்மைக்கும், கூந்தல் பராமரிப்புக்கும் சிறந்தது. இது மட்டுமா நிறைய மருத்துவ குணங்களையும் தன்னுள் கொண்டுள்ளது.

இதில் ஆன்டி வைரல், பூஞ்சை எதிர்ப்பு பொருள், அழற்சி எதிர்ப்பு பொருள் என்று எல்லா பண்புகளும் இந்த ஓரே பொருளில் ஒரு சேரக் கிடைக்கின்றன. இது நமது நோயெதிர்ப்பு மண்டலத்தை வலுப்படுத்தி உடலில் உள்ள நச்சுக்களையும் வெளியேற்றி உடலை ஆரோக்கியமாக வைத்திருக்க உதவுகிறது.

அவற்றின் பயன்களை பற்றி கீழ்க்கண்டவாறு காணலாம்

வேகம் குறைந்த உடல் மெட்டா பாலிசத்தால் கொழுப்புகள் நம் உடலிலே தங்கி விடுகிறது. சாப்பிடும் உணவுகள் சரியாக சீரணிக்காமல் போகிறது.

ஆனால் இந்த கற்றாழை ஜெல்லில் உள்ள கால்சியம், மக்னீசியம், செலினியம் மற்றும் காப்பர் போன்ற தாதுக்கள்

நமது உடல் மெட்டா பாலிசத்தை அதிகரித்து நமது உடலுக்கு தேவையான ஊட்டச்சத்துக்களை கொடுக்கிறது.

நீங்கள் கற்றாழை ஜூஸை பருகினால் போதும் நமது உள்ளுறுப்புகளில் உள்ள நச்சுக்களை வெளியேற்றி உடலை எளிதாக சுத்தப்படுத்துகிறது. இதனால் நமது உடல் உறுப்பு-களும் நன்றாக வேலை செய்கிறது.

கற்றாழை கீழ்வாத நோயாளிகளுக்கு மிகவும் பயனுள்-ளது. இதிலுள்ள அமினோ அமிலமான பிராடிகைனாஸ் மூட்டுகளில் ஏற்படும் அழற்சியை சரி செய்கிறது. மேலும் இதுள்ள சாலிசைலிக் அமிலம் மூட்டுகளில் அழற்சி உண்-டாகாமல் போரிடுகிறது.

கற்றாழை நமது உடலுக்கு தேவையான 8 முக்கியமான அமினோ அமிலங்களை கொண்டு இருக்கிறது. இந்த அமினோ அமிலங்கள் கிடைத்தால் போதும் நமது உடல் எந்த வித பிரச்சினையும் இல்லாமல் செயல்படும்.

நாம் சில நேரங்களில் உணவு உண்ட பிறகு அமிலத் தன்மை பிரச்சினையால் அவதிப்படுவோம். அந்த நேரங்க-ளில் இந்த கற்றாழையை பயன்படுத்தினால் போதும் இவை வயிற்றில் அல்கலைன் தன்மையை உருவாக்கி pH அளவை சமன் செய்து விடும்.

தற்போது செய்த ஆராய்ச்சியை ஆராய்ந்து பார்த்தால் கற்றாழை இரத்தத்தில் ஆக்ஸிஜன் அளவை அதிகரிக்கிறது. இதனால் இதயத்திற்கு தூய்மையான இரத்தம் கிடைக்கிறது. மேலும் இது இரத்தத்தில் உள்ள கொலஸ்ட்ரால் அளவை குறைப்பதால் நமது இதயம் ஆரோக்கியமாக துடிக்க உதவு-கிறது.

கற்றாழை ஜெல்லில் உள்ள பாலிசாக்ரைடுகள் மைக்-ரோபேஜஸ் அதாவது இரத்த வெள்ளை உயிரணுக்களின் உற்பத்தியை அதிகரித்து நமது நோயெதிர்ப்பு மண்டலத்தை வலுப்படுத்துகிறது. இதனால் நம்மால் எந்த நோயையும் எதிர்த்து போராட முடியும்.

நமது உடல் சுற்றுப் புற மாற்றத்திற்கு ஏற்ப ஒத்துப் போக-வில்லை என்றால் எளிதாக நோய்க் கிருமிகள் நம்மை தாக்-

கிவிடும். இந்த பிரச்சினையை கற்றாழை சரி செய்கிறது. இவை நமது உடலை சுற்றுப் புற காலநிலை மாற்றத்திற்கு ஏற்ப காக்கிறது.

கற்றாழை நமது உடலில் உள்ள கெட்ட கொழுப்பு செல்களை கரைக்கிறது. மேலும் உடலின் மெட்டா பாலிசம் மற்றும் சீரண சக்தியை அதிகரிக்கிறது. இதனால் நம்மால் உடல் எடையை கட்டுக்குள் வைக்க முடியும். இதனுடன் உடற்பயிற்சி மேற்கொள்வது இன்னும் நன்மை பயக்கும்.

வீட்டில்செய்யக்கூடியஎளியமருத்துவகுறிப்புகள்....

சுக்கு, மிளகு, திப்பிலி, தாமரை இதழ், வெல்லம் சேர்த்து தண்ணீரில் விட்டுக் கொதிக்க வைத்து வடிகட்டி இரவில் ஒரு டம்ளர் சாப்பிடுவதால் மாரடைப்பைத் தடுக்கலாம்.

வெள்ளைப் பூசனிக்காயை பூந்துருவலாக துருவி, உப்பு சேர்த்து இஞ்சி, பச்சை மிளகாய், கொத்துமல்லி, கருவேப்பிலை, கடுகு, தாளித்து தயிரில் கலந்து தயிர்ப் பச்சடியாக சாப்பிட்டால் மிகவும் ருசியாக இருக்கும்.

பூசணிக்காய் ரத்தக்கொதிப்பு, கொலஸ்ட்ரால் தலைசுற்றல் எல்லாவற்றையும் கட்டுப்படுத்தும்.

கை சுளுக்கு உள்ளவர்கள் நீரில் மிளகுத் தூளும், கற்பூரத்தையும் போட்டுக் கொதிக்க வைத்து அந்தத் தண்ணீரைத் துணியில் நனைத்துச் சுளுக்கு உள்ள இடத்தின் மீது போடுங்கள்.

அல்லது டர்ப்பன்டைன் எண்ணெயைத் தடவினாலும் சுளுக்கு விட்டு விடும்.

அருகம்புல் சாறை மோருடன் குடித்தால் நீரிழிவு குறையும்.

உலர் திராட்சைப் பழத்தை வெது வெதுப்பான தண்ணீரில் அரை மணி நேரம் ஊறவைத்து காலையில் அருந்தினால் மாதவிடாய்க் கோளாறுகள், இதய நோய் தீரும்.

புடலங்காயின் இலைச்சாறு, காலையில் குழந்தைகளுக்குத் தருவதால் கக்குவான், இருமல் குணமாகும். மலச்சிக்கல் நீங்கும்.

புடலங்காய் சமைத்து உண்பதால் தேவையில்லாத உடல் பருமன் குறையலாம்.

கேரட் சாறும் சிறிது தேனும் பருகி வந்தால் கர்ப்பிணிப் பெண்களுக்கு வாந்தி மட்டுப்படும்.

எலுமிச்சை பழச் சாற்றில் ரசம் செய்து சாப்பிட்டால் உஷ்ணம் குறையும்.

கடுகை அரைத்து வலியுள்ள பகுதியில் போட்டால் வலி குறைந்து விடும்.

நுரையீரல் சம்பந்தமான நோய்கள் குணமாக வெற்றிலைச் சாற்றில் இஞ்சி சாற்றை சேர்த்து குடித்து வந்தால் நல்ல பலன் கிடைக்கும்.

சீந்தில் கொடி

ஆரோக்கியம் தந்து வாழ்நாளை நீட்டிப்பது, நீண்ட ஆயுளோடு வசீகரத்தையும் விருத்தி செய்யக்கூடியது அமிர்தம் ஆகும். அந்த அமிர்தத்தின் மகத்துவங்கள் அத்தனையையும் ஒரு மூலிகைக் கொடியிலேயே நமக்குக் கிடைக்க வேண்டும் என்றுதான் இறைவன் சீந்தில் கொடியைப் படைத்துள்ளான். அதனால்தான் சீந்தில் கொடியை அமிர்தக்கொடி, அமிர்தவல்லி என்கிறார்கள்.

இலை, தண்டு, வேர் அனைத்தும் மருந்தாகிப் பயன்தரக்கூடிய குணம் கொண்டது சீந்தில். செரிமானமின்மை, வலி, சோர்வு ஆகியவற்றை குணமாக்கும் தன்மையுடையது. தாது விருத்தியை உண்டாக்கக்கூடியது. விட்டுவிட்டு வந்து துன்பம் செய்யும் காய்ச்சலைத் தீர்க்கக் கூடியது. வீக்கத்தைக் கரைக்கக்கூடியது. மூட்டு வலிகளுக்கு முற்றுப்புள்ளி வைக்கக் கூடியது. ரத்தத்தின் சர்க்கரையின் அளவைக் கட்டுப்படுத்தக் கூடியது. கல்லீரலைப் பலப்படுத்தக் கூடியது. உடல் தேற்றியாக விளங்குவது. காம உணர்வைத் தூண்டக் கூடியது..

சீந்தில் கொடியிலிருந்து இலைகளைப் பிரித்து நிழலில் உலர்த்திக் கொள்ள வேண்டும். உலர்ந்த இலைகளைப் பொடித்து வைத்துக்கொண்டு நீரில் கலந்து ஒரு தேக்கரண்டி அளவு காலை, மாலை இரண்டு வேளையும் குடித்து வந்-

தால் ரத்தத்தில் உள்ள சர்க்கரையின் அளவு குறையும்.

சீந்தில் தண்டுகளைக் காய வைத்து ஒரு தேக்கரண்டி பொடியாக எடுத்துக் கொள்ள வேண்டும். இந்தப் பொடியை நான்கு டம்ளர் நீர் விட்டு காய்ச்ச வேண்டும். ஒரு டம்ளர் அளவாக சுண்டிய பிறகு காலையில் வெறும் வயிற்றில் குடித்து வந்தால் பசியின்மை, வயிற்றுவலி, செரிமானமின்மை ஆகிய துன்பங்கள் விலகும். காய்ச்சலுக்கும் இது நல்ல மருந்து.

முதுகுத் தண்டு என்பது உடலின் வேர். வேரை நலமாக வைத்திருந்தால், உடல் என்னும் மரம் மிகச்சிறப்பாக இருக்கும். முதுகெலும்பும், முதுகும் நலமாக இருக்க 10 யோசனைகள்: **

தினம் இருபத்தோரு முறையாவது குனிந்து காலைத்-தொட்டு நிமிருங்கள். (தோப்புக்கரணம் போடுவதும் மிகச் சிறந்தது)

தினம் இருபத்தோரு நிமிடங்கள் வேகமாக நடங்கள்.

அமரும்போது வளையாதீர்கள்.

ஒரு மணி நேரத்திற்கும் மேல் தொடர்ந்து உட்காராதீர்கள்.

நிற்கும் போது நிமிர்ந்து நில்லுங்கள்.

சுருண்டு படுக்காதீர்கள்.

கனமான தலையணைகளைத் தவிர்த்து விடுங்கள். கழுத்திற்கு நல்லதல்ல. முதுகும் பாதிக்கப்படும்.

டூ வீலர் ஓட்டும்போது வளைந்து, குனிந்து ஓட்டாதீர்கள்.

பளுவான பொருட்களை தூக்கும்போது குனிந்து தூக்கா-தீர்கள். குத்த வைக்கும் நிலையில் அமர்ந்து தூக்கப் பழகுங்-கள். பாரத்தை உங்கள் உடல் முழுதும் தாங்கட்டும்.

காலை இருபது முறை, மாலை இருபது முறை கைகளை வான் நோக்கி நீட்டி மடக்குங்கள்.

ஆதி காலத்தில் பெண்கள் வீட்டினை சாணம் இட்டு மொழுவுவார்கள். அது ஓர் சிறந்த உடற்பயிற்சி. வயிற்றினை அழுத்தி மண்டியிட்டு வேலைசெய்யும் பொழுது, நரம்புக-ளும், இடுப்பு எலும்புகளும் வலுப்படும். இன்றோ அனை-

வருக்கும் உட்கார்ந்து மற்றும் நின்றுகொண்டு செய்யும் வேலை.

ஐ.டி., சாப்ட்வேர் நிறுவனங்கள் என்று மணிக்கணக்காக உட்கார்ந்து வேலை செய்யும் பணிகளிலேயே ஈடுபடுகின்-றனர். இதனால், இரத்த ஓட்டம் தடைபடுகிறது. ஆகை-யால், ஹார்மோன்களும் சரிவர இயங்குவதில்லை. இரவில் கண் முழித்து, பல வேலை செய்து, பகலில் தூங்குவதினால், உடல் வெப்பம் மிகும்.

இதனால், அதிகம் பாதிக்கப்படுவது பெண்களின் வயிற்-றுப் பகுதிகளே... தயவுசெய்து ஒன்றை மட்டும் நன்கு புரிந்து கொள்ளுங்கள். நீங்கள் நாகரீகம் வளர்ச்சி என்று எடுத்து வைக்கும் ஒவ்வொரு அடியின் போதும் ஆரோக்கியம் என்ற விசயத்தில் பத்து அடி பின்னோக்கி செல்கிறீர்கள் என்பதை நினைவில் கொள்ளுங்கள்...

தும்மல், மூக்கடப்பு, மூக்கொழுகுதல், கண்ணில் நீர் வடி-தல் போன்றவை ஏற்படுகின்றன. இந்த இரசாயனங்கள் மூக்-கில் உள்ள இரத்த நாளங்களோடு செயல்பட்டு சீரான சுவா-சத்தில் இடையூறுகளை ஏற்படுத்துகின்றன.

மூக்கடைப்பு இருக்கும்பொழுது காற்றை வடிகட்டும் திறன் குறைகிறது. இதனால் கிருமிகள் எளிதில் தொற்றி ஜலதோ-ஷம் மோசமடைகிறது.

இதற்கு சிரப் குடிப்பதற்கு பதிலாக, இதற்கு மாற்றாக ஒரு சிறந்த இயற்கை வைத்தியம் இருக்கிறது. அது தான் வெங்காயம், பூண்டு ஜூஸ்.

நுகர்வு! நாம் பயன்படுத்தும் காய்கறிகளில் நுகர்வு திறன் உள்ள சிறந்த உணவு பொருள் வெங்காயம் மற்றும் பூண்டு.

இது உணவுக்கு சுவை சேர்ப்பது மட்டுமின்றி ஆரோக்கி-யத்தை அதிகரிக்க சிறந்த சத்துக்களும் கொண்டுள்ளது.

இதில் இருக்கும் வைட்டமின்கள், மினரல்கள் மற்றும் ஆண்டி- ஆக்ஸிடெண்ட் பொருட்கள் நோய் எதிர்ப்பு சக்-தியை அதிகரிக்கும், உடலில் தேங்கியுள்ள நச்சுக்களை வெளியேற்ற உதவும்.

மேலும், வெங்காயத்தில் இருக்கும் சல்பர் காம்பவுண்டு-கள் சக்தி வாய்ந்த ஆன்டி-பயாடிக். இவை வைரஸ்கள் மற்-றும் பாக்டீரியாக்களை எதிர்த்து வலுவாக சண்டையிடும்.

இதனால் தான் உணவில் வெங்காயத்தை ஒதுக்க வேண்-டாம் என கூறுகிறார்கள்.

இருமலுக்கு எப்படி உதவும்?:

வெங்காயத்தில் இருக்கும் மூலப் பொருட்கள் சளியை கரைக்கவும், சுவாச பாதையை ஆரோக்கியப்படுத்தி சுவாச கோளாறுகளை குணப்படுத்தி, இருமலும் குறைய உதவுகி-றது.

பூண்டு நூறு வருடங்களுக்கும் மேலாக ஒரு மருத்துவ உணவாக காணப்பட்டு வருகிறது. உலகின் பல கலாச்சாரங்-களில் பூண்டை மருந்தாக பயன்படுத்தி வந்துள்ளதை நாம் அறிய முடிகிறது.

இதில் இருக்கும் அன்டி பயாடிக் மற்றும் ஆன்டி ஆக்-ஸிடென்ட் போன்றவை இருமலை ஏற்படுத்தும் கிருமிகளை கொல்கிறது.

மேலும், சுவாச பாதையில் இருக்கும் தொற்றுகளை நீக்கி சளி மற்றும் இருமல் பிரச்சனை அதிகரிக்காமல் பாதுகாக்-கிறது.

பூண்டு, வெங்காயம்! இதமான நீரில் பூண்டு, வெங்காயம் சேர்த்து தயாரிக்கப்படும் ஜூஸை பருகுவதால் இருமல் பிரச்சனைக்கு நல்ல தீர்வு காண முடியும். இது பக்கவிளை-வுகள் அற்றது.

தேவையான பொருட்கள்! இரண்டு கப் நீர் (500 மில்லி அளவு) மீடியம் அளவிலான வெங்காயத்தில் பாதி. இரண்டு பூண்டு பல்

செய்முறை: இரண்டு கப் நீரை கொதிக்க வைக்கவும் (மீடியமான சூட்டில்). வெங்காயம் மற்றும் பூண்டை நறுக்கி எடுத்துக் கொள்ளவும். நீர் கொதித்தவுடன் நறுக்கிய வெங்-காயம், பூண்டை அதில் சேர்க்கவும்.

சூட்டின் அளவை குறைத்துக் கொண்டு (5 நிமிடம் வேக வையுங்கள்) பிறகு அறையின் தட்பவெப்ப நிலையில் ஆற

வையுங்கள். ஆரிய பிறகு குடிக்கவும்.

உட்கொள்ளும் முறை! பாதி கப் அளவு குடித்தால் போதுமானது.

குடிக்கும் அளவு சூடு இருக்கும் படியான நிலையில் பருகவும். இருமல் ஏற்படும் முதல் நிலையிலேயே நீங்கள் இதை குடிக்கலாம்.

ஒரு நாளுக்கு மூன்று அல்லது நான்கு முறை குடித்து வரலாம். இருமலின் அளவை சார்ந்து நீங்கள் உட்கொண்டால் போதுமானது. இருமல் சரியாகும் வரை இதை நீங்கள் தொடர்ந்து எடுத்துக்கொண்டு வரலாம்.

தயிர்:-

ஒரு கை நிறைய தயிரை எடுத்து தலையில் நன்றாக தேய்த்தால் தூக்கம் நன்றாக வரும்.

தயிரில் உள்ள புரோட்டீன், பாலில் உள்ள புரோட்டீனை விட சீக்கிரமாகவே ஜீரணமாகிவிடும்.

தயிர் நம் உடலுக்கு ஒரு அரு மருந்து.

குளிர்ச்சியைத் தரும். நல்ல ஜீரண சக்தியை தருவது தயிர்தான்.

பால் சாப்பிட்டால் ஒரு மணி நேரம் கழித்து 32% பால்தான் ஜீரணமாகியிருக்கும். ஆனால், தயிர் சாப்பிட்ட ஒரு மணி நேரத்தில் 91% உடனே ஜீரணிக்கப்பட்டிருக்கும்.

பாலைத் தயிராக மாற்றும் பாக்டீரியா குடலில் உருவாகும் நோய் கிருமி பாக்டீரியாவின் வளர்ச்சியை தடுக்கிறது.

தயிரில் இருக்கும் பாக்டீரியா ஜீரண சக்தியை அதிகரிக்கும் நன்மை செய்யும் பாக்டீரியாவை உருவாக்குகிறது.

பாலில் LACTO இருக்கிறது. தயிரில் இருப்பது LACTOBACIL. இது ஜீரண சக்தியை தூண்டி வயிற்றின் உபாதைகளை சரி செய்கிறது.

வயிறு சரியில்லாத பொழுது வெறும் தயிர் சோறு மட்டுமாவது உணவாக உட்கொள்ளச் சொல்லி மருத்துவர்கள் சொல்வார்கள்.

அதிகமாக வயிற்றுபோக்கு ஏற்படும் பொழுது வெந்தயம் + தயிர் 1 கப் சாப்பிட்டால் வயிற்று பொருமல் அடங்கும்.

மெனோபாஸ் பருவத்தை எட்டப்போகும் பெண்களுக்கு தயிர் மிகவும் உபயோகமாகிறது. உடலுக்குத் தேவையான அதிக கால்சியத்தை தயிர் வழங்குகிறது.

முருங்கைப்பூவை தேங்காய் எண்ணெயில் பொன்னிறமாக வதக்கி மோர்க்குழம்பில் போட்டு ஒரு **கொதி** வந்ததும் இறக்கி விடுங்கள். வாசனை அக்கம்பக்கம் வரை பரவும்.

கூட்டு குருமா செய்யும்போது அத்துடன் ஒரு கைப்பிடி முளைக்கட்டிய பயறைச் சேர்த்து சமைக்கவும். உணவுப்பண்டத்தின் புரதச்சத்து பல மடங்கு அதிகமாகும்.

உளுந்து வடை மாவு நீர்த்துப் போய்விட்டால் அந்த மாவுடன் கொஞ்சம் அவலைக் கலந்து தட்டினால் வடை மிருதுவாக

பருப்புப் பொடி செய்யும் போது துவரம்பருப்புடன் சிறிது கொள்ளையும் சேர்த்துக் கொண்டால் பொடி மிகவும் ருசியாக இருக்கும். கொள்ளு வாய்வுக்கு நல்ல மருந்து. அத்துடன் உடலில் சேர்ந்துள்ள கொழுப்பையும் கரைக்கக்கூடியது.

பருப்பு உருண்டை சில நேரம் குழம்பிலேயே கரைந்துவிடும். இதைத் தவிர்க்க அரைத்தவுடன் சிறிது எண்ணெய் விட்டு கடாயில் ஐந்து நிமிடம் வதக்கி விட்டு பிறகு அரிசி மாவு கலந்து உருட்டி, குழம்பு தளதளவென்று கொதிக்கும்போது ஒவ்வொன்றாகப் போட்டால் கரையாது.

கோதுமையை மாவாக திரிக்கும்போது, ஒரு ஸ்பூன் வெந்தயம் சேர்த்தால் சப்பாத்தி சாப்ட்டாக வரும்.

துருவிய தேங்காயில் சிறிதளவு கொதிக்கும் நீரை ஊற்றி மூடி வைத்து விடுங்கள். நீர் ஆறிய பின்பு தேங்காயை பிசைந்து எளிதாக பால் எடுக்கலாம். இரண்டாவது முறை பால் எடுக்க வேண்டுமானாலும் அதே முறையை மீண்டும் கடைபிடியுங்கள்.

பூமிக்கடியில் கிடைக்கும் வேர்க்கடலை, முள்ளங்கி, கேரட், பீட்ரூட் போன்றவற்றை பச்சையாக சாப்பிடு வது நல்லது. இவை குடலையும் ரத்தத்தையும் சுத்தம் செய்வன. ரத்தத்திலிருந்து யூரிக் அமிலத்தை வெளியேற்றும் ஆற்றல் இந்த காய்கறிகளுக்கு உண்டு.

சாம்பார் செய்யும்போது புளியின் அளவைக் குறைத்து அல்லது தவிர்த்து, தக்காளி பழங்களைச் சேர்த்துக் கொதிக்கவிட்டால் சுவையும் கூடும். எல்லாவிதமான டிபன் வகைகளுக்கும் பொருத்தமான சைட் டிஷ்ஷாக அமையும்.- எம்.ஏ.நிவேதா.

மருந்தாகும் உணவு :

நீங்கள், தினமும் ஐந்து விதமான பழங்களையும், சில காய்கறிகளையும் உணவாக எடுத்துக் கொள்பவரா.. ஆம் என்றால்... ஆரோக்கியமும் அழகும் எப்போதும் உங்க பக்கம்தான்!

தினமும் ஒரு டம்ளர் மாதுளை ஜூஸ் குடிப்பது... உடலில் ரத்த அழுத்தம், கொழுப்பு, நச்சுத்தன்மை என பல பிரச்னைகளுக்குத் தீர்வாக இருக்கும்.

மனநலக் கோளாறு மற்றும் மூளை நரம்புகளில் பாதிப்பு உள்ளவர்களின் தினசரி உணவில் தர்பூசணி துண்டுகள் அவசியம். மன அழுத்தம், பயம் போன்ற பாதிப்புகளை தகர்க்கும் விட்டமின் பி-6 தர்பூசணியில் அதிகம்.

ஆப்பிள் தோலில் பெக்டின் என்ற வேதிப்பொருள் கணிசமாக இருப்பதால், தோலோடு சாப்பிட வேண்டும். பெக்டின் நம் உடலின் நச்சுக்களை நீக்குவதில் எக்ஸ்பர்ட்

பூண்டு சாப்பிட்டீர்களென்றால்... உங்கள் உடலில் நோய் எதிர்ப்புச் சக்தி வெகுவாக அதிகரிக்கும். வெள்ளை அணுக்கள் அதிகம் உற்பத்தியாவதோடு, கேன்சர் செல்கள் உருவாகாமலும் தடுக்கும்.

சிவப்பணு உற்பத்திக்கு புடலங்காய், பீட்ரூட், முருங்கைக்கீரை, அவரை, பச்சைநிறக் காய்கள், உளுந்து, துவரை, கம்பு, சோளம்,

கேழ்வரகு, பசலைக்கீரை போன்றவற்றை அடிக்கடி சேர்த்துக் கொள்ள வேண்டும்.

பச்சைப் பயறு, மோர், உளுந்துவடை, பனங்கற்கண்டு, வெங்காயம், சுரைக்காய், நெல்லிக்காய், வெந்தயக்கீரை, மாதுளம் பழம், நாவற்பழம், கோவைக்காய், இளநீர் போன்றவை உடலின் அதிகப்படியான சூட்டைத் தணிக்கும்.

சுண்டைக்காயை உணவில் சேர்த்தால்... நாக்குப்பூச்சித் தொல்லை, வயிற்றுப்பூச்சித் தொல்லை தூர ஓடிவிடும்.

வெங்காயம், பூண்டு, சிறுகீரை, வேப்பிலை, மிளகு, மஞ்சள், சீரகம், கருப்பட்டி, வெல்லம், சுண்டைக்காய் வற்றல், செவ்விளநீர், அரைக்கீரை, எலுமிச்சை போன்றவை உடலில் உள்ள நச்சுத்தன்மை நீக்கும் உணவுகள்.

பொன்னாங்கண்ணிக் கீரையைத் துவட்டல் செய்து சாப்பிட்டு வந்தால், மூல நோய் தணியும். இந்தக் கீரையின் தைலத்தை தலைக்குத் தேய்த்துக் குளித்து வந்தால்... கண் நோய்கள் நெருங்காது.

சமையலுக்குக் கைக்குத்தல் அரிசியைப் பயன்படுத்துவது மிக மிக நல்லது. கைக்குத்தல் அரிசியில் நார்ச் சத்துக்கள் நிறைந்துள்ளன.

பப்பாளிப் பழங்கள் மிகவும் சத்து மிகுந்தவை. வாரம் ஒருமுறை பப்பாளிப் பழம் வாங்கிச் சாப்பிடுங்கள். கண்களுக்கும் நல்லது.

அதிக நாட்கள் உணவை ப்ரிட்ஜில் வைத்து சாப்பிடுவதைத் தவிர்க்க வேண்டும். அப்படி வைக்கப்பட்ட உணவுகளில் சத்துக்கள் குறைந்து விடுவதோடு, உடல் ஆரோக்கியத்துக்கும் தீங்கினை ஏற்படுத்தும்.

தினசரி சிறு துண்டு பைனாப்பிளை தேனில் ஊற வைத்து, அந்தத் தேனை இரண்டு வாரம் சாப்பிட்டால் கல்லீரல் ஆரோக்கியமாக இருக்கும்.

பலமான விருந்து காரணமாக ஜீரணக் கோளாறா? புதினா, தேன், எலுமிச்சைச் சாறு... இவற்றில் ஒவ்வொரு ஸ்பூன் கலந்து சாப்பிட்டால் போதும். கல்லும் கரைந்துவிடும்.

கேன்சர் செல்களைத் தகர்க்கும் சக்தி திராட்சையின் தோலில் இருக்கிறது. திராட்சை கொட்டைகளிலிருந்து பெறப்படும் மருந்துப் பொருட்கள், வைரஸ் எதிர்ப்புச் சக்தியை பெரிதும் தூண்டுகின்றன.

ஒருவரின் அழகைப் பிரதிபலிப்பதில் கண்களுக்குப் பெரும்பங்குண்டு. அழகான கண்கள் பேசும், சிரிக்கும். ஒரு துண்டு வாழைப்பழத்தை பால் விட்டு மசித்து, கண்களைச்

சுற்றித் தடவி, 10 நிமிடங்கள் கழித்துக் கழுவவும். வெள்ளரிக்காய், உருளைக்கிழங்கு போன்றவற்றை சாறெடுத்து, பஞ்சில் நனைத்துக் குளிர வைத்து, கண்களின் மேல் வைப்பதும், கருவளையங்களைப் போக்கி, களைப்பை நீக்கும்.

நீர் முள்ளி

1. மூலிகையின் பெயர் -: நீர் முள்ளி.
2. தாவரப் பெயர் -: ASTERACANTHA LONGIFOLIA.
3. தாவரக்குடும்பம் -: ACANTHACEAE.
4. வேறு பெயர்-முண்டகம் என இலக்கியத்தில் அழைப்பர்.
5. பயன்தரும் பாகங்கள் -: செடி முழுமையும் மருத்துவப் பயனுடையது.
6. வளரியல்பு -: நீர் முள்ளி குறுகலான ஈட்டி வடிவ இலைகளையும், நீல கருஞ்சிவப்பு நிற மலர்களையும், கணுக்கள் தோறும் நீண்ட கூர்மையான முட்கள் அணில் பல் போல் வெள்ளையாக இருக்கும். 60 சி.எம். உயரம் வரை வளரும். தண்டு சதுரமாக சிறு முடியுடன் இருக்கும். பூ ஒரு செ.மீ. நீளத்தில் இருக்கும். விதைகள் கரும் மரக்கலரில் இருக்கும். ஒரு காயில் 8 விதைகள் இருக்கும். விதையின் பொடியும் தண்ணீரும் சேர்ந்தால் ஒரு பசை உண்டாகும். பூ செப்டம்பர் மற்றும் ஏப்ரல் மாதங்களில் பூக்கும். இது ஒரு குத்துச் செடி. நீர் வளமுள்ள இடங்களிங் தானே வளரும். தமிழகமெங்கும் காணப்படுகிறது. விதைமூலம் இனப்பெருக்கம் செய்யப்படுகிறது.
7. மருத்துவப் பயன்கள் -: பொதுவான குணம். சிறு நீரைப் பெருக்கும். வியர்வையை மிகுவிக்கும். உடலை ஊட்டம் பெறவைக்கும். வெண் குட்டம், மேகநீர், சொறி சிரங்கு, சிறு நீர் தாரை எரிச்சல், தாதுக்கள் அழுகி விடுவதைத் தவிர்க்கும், விதை காமம் பெருக்கியாகும், தலைவலி, காய்ச்சல், மலச்சிக்கல் போம். குளிர்ச்சி தரும்.

நீர்முள்ளிச் சமூலம் நன்கு அலசி இடித்து 200 கிராம், 2 லிட்டர் நீரில் போட்டுச் சோம்பு, நெருஞ்சில் விதை, தனியா வகைக்கு 50 கிராம் இடித்துப் போட்டு, அரை லிட்டராகக்-காய்ச்சி (நீர்முள்ளி குடிநீர்) வேளைக்கு 125 மில்லி வீதம் தினம் 4 வேளை கொடுத்துவர ஊதிப் பருத்த சரீரம் குறை-யும். வாத வீக்கம், கீல் வாதம், நரித்தலைவாதம், நீர் வழி அடைப்பு, நீர் வழி ரணம், அழற்சி 3 நாளில் தீரும். 10, 12 நாள் கொடுக்க மகோதரம் தீரும்.

விதையைப் பொடித்து வேளைக்கு அரை முதல் 1 கிராம் வரை பாலில் கலந்து சாப்பிட்டு வர மேகம், வயிற்றுப் போக்கு, நீர் கோவை, இரைப்பிருமல், ஆகியவை தீரும். குருதித் தூய்மையடைந்து விந்தூறும்.

வேர் மட்டும் 10 பங்கு கொதி நீரில் போட்டு 24 மணி நேரம் ஊற வைத்துத் தெளிவு நீரை 2 மணிக்கு ஒரு முறை 30 மி.லி. கொடுத்துவர நீர்க்கோவை, மகோதரம் தீரும்.

நீர் முள்ளி விதை 40 கிராம் , நெருஞ்சில் விதை 20 கிராம் , வெள்ளரிவிதை 10 கிராம் சிதைத்து 1 லிட்டர் நீரில் போட்டு 200 மி.லி.யாகக் காய்ச்சி, பனங்கற்கண்டு கலந்து 1 வாரம் காலை மாலை கொள்ள துர் நீர் கழியும் . நீர் எரிச்சல், மேக நீர், வாத நீர், உடல் காங்கை நீங்கிச் சப்தத்-தாதுக்களும் வலுவடைந்து உடல் பலம், தாதுப் பலம் உண்-டாகும்.

ஒரு லிட்டர் கழுநீரில் நீர் முள்ளி உலர்த்திய இலை 100 கிராம், நாயுருவி 50 கிராம் போட்டு இரண்டு நாள் ஊறவி-டவும். இக்குடிநீரை மூன்று நாள் இரு வேளை 50 மி.லி. கொடுக்கவும். இதனால் நீரடைப்பு கல்லடைப்பு, உடலில் ஏற்படும் எல்லா வீக்கமும் நீர்க் கோர்வையும் குணமாகும்.

நீர் முள்ளி விதை 30 கிராம் , பாதாம்பருப்பு 10 கிராம் , கசகசா 10 கிராம் ஒரு மணி நேரம் நீரில் ஊறவைத்துக் காயச்சி பாலுடன் சேர்த்துக் குடித்து வர தாது விருத்தி ஏற்-படும். விந்து கழிவு நிற்கும். கலவி இன்பம் மிகும்.

பிரண்டை உப்பு தயாரிப்பது போலவே இதனையும் உலர்த்தி, இருத்துச் சாம்பலைக் கரைத்து வெயிலில் பற்ற-

வைத்து உப்பு எடுக்க வேண்டும். 2-3 கிராம் உப்பை நீரில் கரைத்து காலை, மாலை கொடுக்க உடல் எடை குறையும். நீர்க் கோர்வை, மகோதரம், நீரடைப்பு குணமாகும்.

"பாண்டு குறுப்பையறும், பாரில் வருநீரேற்றம் மாண்டுவிடும் நீர்க்கட்டு மாறுங்காண்-பூண்தொரு வீக்கமெல்லாம் நீராய் வடுமே நீர்முள்ளிக்கு." ——— கும்பமுனி.

மிளகு

2. தாவரப் பெயர் -: PIPER NIGRUM.

3. தாவரக்குடும்பம் -: PIPERACEAE.

4. வகைகள் -: மிளகு மற்றும் வால் மிளகு என இரு வகைப்படும்.

5. வேறு பெயர்கள்- மலையாளி, குறுமிளகு மற்றும் கோளகம்.

6. பயன் தரும் பாகங்கள் -: கொடி, இலை மற்றும் வேர் முதலியன.

7.வளரியல்பு -: இந்தியாவிலும் தமிழ்நாட்டிலும், கேரளாவிலும், குடகு மலையிலும் அதிகமாகப் பயிராகிறது. இந்தியாவிலிருந்து ஐரோப்பா, சைனா, மத்திய கிழக்கு நாடுகள் வட ஆப்பிருக்கா விற்குப் பரவிற்று. 16ம் நூற்றாண்டில் ஜாவா, சுமத்திரா, மடகாஸ்கர் மற்றும் மலேசியாவுக்குப் பரவிற்று. மிளகு ஒரு கொடிவகையைச் சார்ந்தது. இதன் இலைகள் வெற்றிலை போல் பெரிதாக இருக்கும். இதன் கொடி 10 -12 அடிக்குமேல் கெட்டியான பட்டையுள்ள மரத்தில் பற்றி வளரும். முக்கியமாக முள் முருங்கையில், இக்கொடிகள் மரங்களைப் பின்னிப் பிணைந்து அடர்த்தியாக வளரும். எப்பொழுதும் பசுமையாகவும், கொடியின் கணுக்கள் சிறிது பெருத்தும் காணப்படும். இதன் காய்கள் ஒரு சரத்திற்கு 20-30 க்கு மேல் இருக்கும். பச்சையாக எடுத்து அதன் நிறம் மாராமல் பதம் செய்தும் வைப்பார்கள். முற்றிய

பழத்தைப் பறித்து வெய்யிலில் நன்கு காயவைத்தால் அது கரு மிழகாக சுண்டி சிருத்து மாறிவிடும். இதுவே மிளகாகும். இது கொடி கட்டிங் மூலம் இனப் பெருக்கம் அதிகமாகச் செய்யப்படுகிறது.

4. மருத்துவப் பயன்கள்- "பத்து மிளகு கையிலிருந்தால் பகைவன் வீட்டிலும் உண்ணலாம்." என்பது பழமோழி. மிளகு வயிற்றிலுள்ள வாயுவை அகற்றி உடலுக்கு வெப்பத்தைத் தருவதோடு வீக்கத்தைக் கரைக்கும் தன்மையும் உடையது. தவிர, உடலில் தோன்றுகின்ற வாயுவையும் நீக்கி, உடலில் உண்டாகும் சுரத்தையும் போக்கும் தன்மை உடையது. இது காரமும் மணமும் உடையது. உணவைச் செரிக்க வைப்பது. உணவில் உள்ள விடத்தைப் போக்குவது.

விட்டு விட்டு வருகின்ற முறை சுரத்தை நீக்க நொச்சிக் கொழுந்து, மிளகு இலை, மிளகாய் இலை, துளசியிலை, இலவங்கம், இவை ஒவ்வொன்றையும் சம எடையாக எடுத்து அரைத்து ஒரு கிராம் வீதம் தினம் இரண்டு வேளை உண்ணவேண்டும்.

பொதுவாக உடலில் ஏற்படுகின்ற வலிகள், அடிபட்ட வீக்கங்கள், கீல் வாதம் முதலியவைகளுக்கு மிளகிலை, தழுதாழை இலை, நொச்சியிலை இவை ஒவ்வொன்றையும் சம அளவாக எடுத்து தண்ணீரில் இட்டு அடுப்பேற்றி நன்கு காய்ச்சி, அந்த சூடான நீரில் நல்ல துணியை நனைத்து ஒத்தணமிட நல்ல பலன் கிடைக்கும்.

தொண்டைக் கம்மல், வயிற்றில் உண்டாகும் வாய்வுத் தொல்லைகள் நீங்க மிளகை நன்கு பொடி செய்து 50 கிராம் எடுத்துக் கொண்டு, அதனோடு தண்ணீர் 600 மி.லி. சேர்த்து 30 நிமிடங்கள் நன்றாகக் காய்ச்சி வடிகட்டிக் கொண்டு, 25 மி.லி. அளவாக மூன்று வேளை அருந்தி வர நல்ல பலன் தரும்.

மிளகு, அபினி, பொரித்த பெருங்காயம் இவை ஒவ்வொன்றையும் 2 கிராம் எடுத்து நன்கு அரைத்து பத்து மாத்திரைகளாகச் செய்து 1 மணி நேரத்திற்கு 1 மாத்திரை

வீதம் கொடுத்து வர வாந்தி பேதி நிற்கும்.

பால்வினை நோய்களில் பல வகை உண்டு. அதில் ஒன்று பிறப்புறுப்புக்களில் புண்கள் தோன்றுவது. இதை சித்த மருத்துவத்தில் கொறுக்கு நோய் என்பார்கள். இது குணமாக மிளகுத்தூள் 10 கிராம், எருக்கன் வேர் 18 கராம் என இரண்டையும் போதிய ஆளவு பனை வெல்லத்துடன் சேர்த்து நன்கு அரைத்து, கடுகளவு மாத்திரையாகச் செய்து காலை, மாலை ஒரு மாத்திரை வீதம் சாப்பிட்டு வர வேண்டும்.

சிலருக்கு தலையில் முடி உதிர்ந்து வழுக்கை போலாகி விடும். இதை மயிர்ப் புழுவெட்டு என்பார்கள். இதற்கு மிளகுத்தூள், வெங்காயம், உப்பு மூன்றையும் அரைத்து மயிர் புழு வெட்டு உள்ள இடத்தில் தேய்த்து வர முடி முளைக்கும்.

மிளகு எல்லாவித விஷங்களுக்கும் ஒரு சிறந்த முறிவாகப் பயன் படுகிறது. ஒரு கைப்பிடி அறுகம் புல்லையும், பத்து மிளகையும் நைய இடித்து கசாயமிட்டு அருந்தி வந்தால் சகல விசக்கடிகளும் முறியும்.

சாதாரண ஜலதோசத்திற்கு காய்ச்சலுக்கும் நன்கு காய்ச்சிய பாலில் ஒரு சிட்டிகை மிளகுப் பொடியும், ஒரு சிட்டிகை மஞ்சள் பொடியும் கலந்து இரவில் ஒரு வேளை அருந்தி வர நல்ல பலன் தரும்.

சுளுக்கு கீல் வாத வீக்கம் முதலியவைகளுக்கு ஒரு மேஜைக் கரண்டி மிளகுத் தூளை சிறிது நல்லெண்ணெய் கலந்து நன்கு சுட வைத்து அதைப் பற்றிட்டு வர குணம் தரும்.

மிளகுத் தூளும் சாதாரண உப்புத் தூளும் கலந்து பல் துலக்கி வர பல்வலி, சொத்தைப் பல், ஈறுவலி, ஈற்றிலிருந்து ரத்தம் வடிதல், வாயில் துர்நாற்றம் ஆகியவை விலகும்.

மிளகை அரைத்து நெற்றியில் பற்றிட தலைவலி போகும், மிளகைச் சுட்டு அதன் புகையினை இழுத்தால் தலைவலி தீரும். சளியும் குணமாகும். பொடி போல் மூக்கில் உறிஞ்ச தலைவலி தீரும்.

மிளகையும், தும்பைப் பூவையும் சம அளவு எடையில் சேர்த்து அரைத்து மிளகளவு மாத்திரையாக்கி உலர்த்தவும், இதில் 2-3 சாப்பிட்டு வெந்நீர் குடிக்க குளிர் காய்ச்சல் குணமாகும்.

100 கிராம் வில்வ இலை சூரணத்துடன் 10 கிராம் மிளகுத் தூள் சேர்த்து நாளும் 5 கிராம் தேனில் சாப்பிட்டு வர இரண்டு வருடத்தில் ஆஸ்துமா குணமாகும்.

சிறு குறிஞ்சான் இலை உலர்த்திய சூரணத்துடன் பத்தில் ஒரு பங்கு வால் மிளகுத்தூள் சேர்த்து 5 கிராம் தேனில் நாளும் சாப்பிட 6 மாதத்தில் நீரிழிவு குணமாகும்.

வெற்றிலை உலர்ந்த வேரையும் மிளகையும் சம அளவு சேர்த்துப் பொடி செய்து இதில் 10 கிராம் அளவு வெந்நீரில் காலை மாலை மூன்று நாள் சாப்பிட கருகலையும். தடை- பட்ட விலக்கும் வெளியேறும்.

அரை கிராம் மிளகுப் பொடியுடன் 1 கிராம் வெல்லம் கலந்து காலை மாலை சாப்பிட்டு வரப் பீனிசம், தலை பாரம், தலைவலி தீரும்.

இண்டு

2. தாவரப் பெயர் -: ACACIA CAESIA.

3. தாவரக்குடும்பம் -: MIMOSACEAE.

4. பயன் தரும் பாகங்கள் -: இலை, தண்டு, மற்றும் வேர் முதலியன.

5. வளரியல்பு -: இண்டு தமிழ் நாட்டில் சிறு காடுகளி- லும், வேலிகளிலும் தானே வளர்வது. வரட்சியைத் தாங்கி வளரக் கூடியது. முதன் முதலில் இந்தோ மலேசியா மற்றும் தாய்வானில் தோன்றியது. சிறகமைப்புக் கூட்டிலைகளையும் வளைந்த கூறிய முட்கள் நிறைந்த வெண்மையான தண்டி- னையும் உடைய ஏறு கொடி. பருவத்தில் காலையில் சிறு சிறு பூக்கள் வெண்மையாக கொத்தாக வேப்பம் பூப் போல் பூக்கும். பட்டையான காய்களயுடையது. விதை மூலம் இனப் பெருக்கம் செய்யப்படுகிறது.

6.மருத்துவப் பயன்கள் -: இண்டு கோழையகற்றுதல், நாடி நடையும், உடல் வெப்பத்தையும் அதிகரித்தல் ஆகிய குணங்களை உடையது.

இண்டத்தண்டை துண்டாக நறுக்கி ஒரு புறம் வாயினால் ஊத மறுபுறம் சாறு வரும். அவ்வாறு எடுத்த சாறு 15 மி.லி. யில் திப்பிலியின் பொடி, பொரித்த வெங்காரம் வகைக்கு 1 கிராம் சேர்த்துக் காலை மட்டும் 3 நாள் கொடுக்க ஈளை, இருமல் குணமாகும்.

மேற்கண்ட மருந்தை 1 தேக்கரண்டி வீதம் குழந்தைக-ளுக்குக் கொடுக்கச் சளி, மாந்தம் ஆகியவை தீரும்.

இண்டக்கொடிச் சமூலம், தூதுவேளை, கண்டங்கத்திரி வகைக்கு 1 பிடி திப்பிலி, பூண்டு வகைக்கு 5 கீராம் சிதைத்து 2 லிட்டர் நீரில் போட்டு கால் லிட்டராகக் காய்ச்சி காலை, மாலை 100 மி.லி. வீதம் கொடுத்துவர இரைப்பி-ருமல் தீரும், குழந்தைகளுக்கு 25 மில்லி. வீதம் கொடுத்து வர இரைப்பிருமல் தீரும். குழந்தைகளுக்கு 25 மி.லி. ஆகக் கொடுக்கலாம்.

இண்டம் வேர் தூதுவேளை வேர் வகைக்கு 2 கிராம் சிதைத்து 2 லிட்டர் நீரில் போட்டுக் கால் லிட்டராகக் காய்ச்சி 100 மி.லி. ஆகக் காலை, மாலை சாப்பிட இரைப்-பிருமல் தீரும்.

இண்டம் இலை, சங்கிலை, தூதுவேளையிலை, திப்பிலி, சுக்கு வகைக்கு 20 கிராம் 1 லிட்டர் நீரில் இட்டு கால் லிட்டராகக் காய்ச்சி 100 மி.லி. ஆகக் காலை, மாலை சாப்பிட இருமல் தீரும்.

பனை

2. தாவரப் பெயர் -: BORASSUS FLABELLIFERA.

3. தாவரக்குடும்பம் -: ARECACEAE.

4. வகைகள் -: இது கூந்தல் பனை, மற்றும் கரும்பனை என இரு வகைப்படும்.

5. பயன் தரும் பாகங்கள் -: நொங்கு, பனம்பழம், பனங்கிழங்கு, பனை ஓலை, குருத்து, பனை கருக்கு, பனைப்பால், முற்றிய மரம் முதலியன.

4. வளரியல்பு -: பனை கற்பக மரமாகும். கூந்தல் பனை, கரும்பனையில் கரும்பனையே மருத்துவ குணமுடையதாகும். பனை இந்தியாவில் தமிழ் நாட்டிலும், ஜாப்னா மற்றும் இலங்கையிலும் அதிகமாகக் காணப்படும். இது எல்லா மண்வளத்திலும் வளர்க்கூடியது. வரட்சியைத் தாங்கி வளரக்கூடியது. பனை வைத்தவனுகுப் பயன் தராது என்பர். இதன் வளர்ச்சி ஆரம்பத்தில் மெதுவாக வளரும். நூறு ஆண்டுகள் உயிருடன் இருக்கும். இது தொண்ணூறு அடிக்கு மேல் வளரும். பனங்கை ஓலை 9 -10 அடி நீளம் வரை நீண்டிருக்கும். பக்கவாட்டில் அடுக்கடுக்காக பனங்கை வளர்ந்திருக்கும். இது விதை மூலம் உற்பத்தி செய்யப்படுகிறது.

5. மருத்துவப் பயன்கள்- பனை உடலுக்கு ஊட்டத்தை அளிப்பது. குளிர்ச்சி தருவது. வெப்பத்தைத் தணிப்பது, துவர்ப்பும் இனிப்பும் கலந்த சுவை உடையது.

பனை மரத்தின் பால் தெளுவு-தெளிவு எனப்படும். சுண்ணாம்பு கலவாதது கள் எனப்படும். வைகறை விடியல் இந்தப் பாலை 100 -200 மி.லி. அருந்தி வந்தால் போதும். உடல்குளிர்ச்சி பெறும். ஊட்டம் பெறும். வயிற்றுப் புண் நிச்சையம் ஆறிவிடும். புளிப்பேறிய கள் மயக்கம் தரும், அறிவை மயக்கும் ஆனல் உடல் நலத்தைக் கொடுக்கும். சுண்ணாம்பு சேர்த்த தெளிவு எல்லோருக்கும் சிறந்த சுவையான சத்தான குடிநீராகும். அதைக் காய்ச்சினல் இனிப்பான கருப்பட்டி கிடைக்கும்.

நுங்கு வெயிலின் கொடுமையைக் குறைக்க மனிதனுக்குக் கிடைத்த அரு மருந்தாகும். எல்லா வயதினருக்கும் ஏற்ற சிறந்த சத்துணவாகும். நுங்கின் நீர் வேர்க்கருவிற்குத் தடவ குணமாகும்.

பனம்பழம் சிறந்த சத்துணவாகும். உயிர் சத்து நிறைந்தது. பித்தம் தருவது. சுட்டு சாப்பிடலாம்.

பனங்கொட்டையை மிருதுவான மண் அல்லது ஈர மணலில் புதைத்து வைத்து இரண்டு மூன்று இலை விட்ட பின் தோண்டி கொட்டைக்குக் கீழ் உள்ள நீண்ட கிழங்கை எடுத்து வேக வைத்துச் சாப்பிட்டால் மிகச் சிறந்த ஊட்ட உணவாகும். சிறு குழந்தைகளுக்கு உடலைத் தேற்றும்.

பனை மரத்தின் அடி பாகத்தில் கொட்டினால் நீர் வரும் அதை கருப்படை, தடிப்பு, ஊரல், சொறி உள்ளவர்களுக்கு அதன் மீது தடவினால் குணமடையும். ஐந்தாறு முறை தடவ வேண்டும்.

பனையோலை வேய்த இருப்பிடம் ஆரோக்கிய வாழ்வைத் தரும். வெப்பம் அண்டாது. இதில் விசிறி, தொப்பி, குடை, ஓலைச்சுவடி தயார் செய்யப் பயன் படும். கைவினைப் பொருள்கள் செய்யலாம். இந்தோனேசியாவில் ஓலையை எழுதும் பேப்பராகப் பயன் படுத்தினார்கள். அதைப்பக்குவப்-படுத்த கொதிநீரில் வேக வைத்து மஞ்சள் பொடி இட்டு ஓரத்தில் ஓட்டைகள் போட்டு ஏட்டுப் புத்தகம் உண்டாக்கி-னார்கள்.

கண்ணில் புண் ஆனால் பனை குருத்து மட்டையைத் தட்டிப் பிழிந்த சாறு மூன்று நாள் விட குணமடையும் எரிச்-சில் தீரும்.

அடிப்பனை வெட்டிசோறு செய்தார்கள். பனங்கையில் பிரஸ் செய்தனர். கயிறுகள் தயார் செய்தனர். வேலிக்கும் பயன் படுத்தினர். பனையின் எல்லாபாகமும் உபயோகப் படுத்தி-னார்கள்.

பூனைக்காலி

2. தாவரப் பெயர் -: MUCUNA PRURIENS.

3. தாவரக்குடும்பம் -: PAPILIONACEAE.

4. வகைகள் -: இது கொடி வகையைச் சேர்ந்தது, இதில் கருமை, வெண்மை என இரு வகையுண்டு. சிறு பூனைக்-காலியும் உண்டு.

5. பயன் தரும் பாகங்கள் -: விதை, வேர், சுனை முதலியன.

6. வளரியல்பு -: பூனைக்காலி வெப்பநாடுகளில் சாதாரணமாக வளரும். இதன் தாயகம் ஆப்பிரிக்காவும் இந்தியாவும். இதற்கு கரிசல் மண் மற்றும் செம்மண்ணும் ஏற்றது. இது ஆறு மாதத்தில் பூத்துக் காய்விடும். காயில் சுமார் ஏழு விதைகள் இருக்கும். காய்களின் மேல் மிருதுவான வெல்வெட் போன்ற சுனை இருக்கும். இது உடம்பில் பட்டால் நமச்சல் ஏற்படும். இது விதை மூலம் இன விருத்திசெய்யப்படுகிறது.

7. மருத்துவப்பயன்கள் -: பூனைக்காலி பூவும் விதையும், வேரும் ஆண்மையைப் பெருக்கி, நரம்புகளை உரமாக்குகிறது.

பூனைக்காலி விதையை நன்றாக உலர வைத்து சூரணம் செய்து கொண்டு ஐநூறு மி.கிராம் ஆயிரம் மி.கிராம் அளவு வரை திணந்தோறும் காலை, மாலை இருவேளை பாலில் அருந்தி வர, மேக நோய்கள் நீங்குவதோடு ஆண்மை பெருகும்.

பூனைக் காலி விதை, சுக்கு, திப்பிலி மூலம், கிராம்பு, கருவாப்பட்டை, வெண் சித்திர மூலம் வேர்ப்பட்டை, பூனைக்கண் குங்கிலியம் இவைகளை குறிப்பிட்ட அளவு எடுத்து சூரணம் செய்து, தேவையான அளவு தண்ணீர் விட்டு அரைத்து, மிளகளவு மாத்திரைகளாக உருட்டிக் காய வைத்து எடுத்துக் கொள்ள வேண்டும் காலை, மாலை இரு வேளை ஒருமாத்திரை வீதம் உண்டு வர வயிற்றுப்புழு, குன்மம், மற்றும் வயிறு சம்பந்தமான நோய்கள் அனைத்தும் குணமாகும்.

உடல் வன்மை குறைந்தவர்கள் பூனைக்காலி விதை, சாதி பத்திரி, சமுத்திரப்பச்சை, சூடம், வசம்பு இவற்றை குறிப்பிட்ட அளவு எடுத்து உலர வைத்து, சூரணம் செய்து வைத்துக் கொண்டு, ஐநூறு மி.கிராம் முதல் ஒரு கிராம் வரை கால், மாலை இரு வேளை பாலுடன் அருந்தி வர ஆண்மை உண்டாகும்.

ஒரு லிட்டர் பசும் பாலில் முந்நாற்று இருபது கிராம் பூனைக் காலி விதையைப் போட்டு, பால் வற்றும் வரை நன்கு காய்ச்ச வேண்டும். விதையை எடுத்து நன்கு உலர வைத்துப் பொடி செய்து கொண்டு, தேவையான அளவு நெய் விட்டு இளவருப்பாக வறுத்து, சீனிப்பாகு இரண்டு பங்கு கலந்து நன்கு கிளறி சுண்டைக்காய் அளவு உருட்டி தேனில் ஊறவைக்க வேண்டும். காலை, மாலை இரு வேளை ஒரு உரண்டை வீதம் வெள்ளை, வெட்டை, பெண்-களுக்கு மாத விலக்கின் போது இரத்தம் அதிகமாகப் பெரு-குதல் முதலியவைகளிக்கு கொடுத்து வர, இவை குணமா-கும்.

பூனைக்காலி விதை, சிறு நெருஞ்சில் விதை இவற்றுடன் தண்ணீர் விட்டான் கிழங்கு, முள் இலவு, நெல்லி இவைக-ளின் வேரையும் எடுத்து, உலர்த்தி, பொடி செய்து கொள்ள வேண்டும். சீந்தில் சர்கரை, கற்கண்டு, மேற்கண்ட பொடி இவற்றை சம அளவு எடுத்துக் கொண்டு ஒன்றாக க்கலந்து அதிலிருந்து ஐநூறு மி.கிராம் முதல் ஒரு கிராம் வீதம் நெய்யுடன் கலந்து காலை, மாலை இருவேளை உண்டு வர ஆண்மை பெருகும்.

பூனைக்காலி விதை நீக்கிய ஓட்டை சுனையுடன் தேனில் நன்றாக ஊறவைத்துக் கொள்ள வேண்டும். பின்னர் அதை எடுத்து அதன் சுனையை மெதுவாகச் சுரண்டி தேனுடன் நன்கு குழகுழப்பு பதம் வரும் வரை கல்கிக் கொண்டே இருக்க வேண்டும். இதனை தினந்தோறும் காலையில் சிறு-வர்களுக்கு ஒரு மேஜைக்கரண்டியும், பெரியவர்களிக்கு இரண்டு மேஜைக் கரண்டியும் நான்கு நாட்கள் தொடர்ந்து கொடுத்து வர, கழிசல் உண்டாக்கி, வயிற்றிலுள்ள புழுக்க-ளும் சாகும்.பூனைக்காலி காயை இதன் விதைகளை நீக்கி விட்டு நன்றாக உலர்த்தி, இடித்து எடுத்துக் கொள்ள வேண்-டும்.. இதனை முறைப்படி கஷாயம் இட்டு, வடிகட்டிக் கொண்டு அதில் சிறிது காட்டத்திப்பூ சேர்த்து நாற்பது நாட்-கள் வரை மண்ணில் புதைத்து வைத்து, தக்க அளவு எடுத்து அருந்தி வர, ரத்தசோகை நோய் குணமாகும். கை

கால் வீக்கமும் வடியும்.

பூனைக்காலி வேரை முறைப்படி கஷாயமிட்டு முப்பது மி.லி.முதல் அறுபது மி.லி. வீதம் கலந்து அருந்தி வர ஊழி நோய், சுரம் முதலியவைகளில் காணப்படும் வாதம், பித்தம், கப நோய் நீங்கும்.

பூனைக்காலி வேரை அரைத்து யானைக்கால் நோயால் ஏற்பட்ட வீக்கத்திற்கும் இதர வீக்கங்களிக்கும் பற்றிடலாம்.

பூனைக்காலி விதை தேள் கடிக்கு, சிறந்த மருந்தாக்ப் பயன்படுகிறது.

சித்த மருத்துவத்தில் பூனைக்காலியானது பல சூரணங்களிலும் லேகியங்களிலும் சேர்க்கப்படுகிறது.

மகிழமரம்

2. தாவரப் பெயர் -: MIMUSOPS ELENGI.

3. தாவரக்குடும்பம் -: SAPOTACEAE.

4. வகைகள் -: வெள்ளை. (BULLET WOOD TREE,)

5. பயன் தரும் பாகங்கள் -: இலை, பூ, காய், விதை, பட்டை, ஆகியவை.

6. வளரியல்பு -: மகிழமரம் தமிழ் நாட்டில் எல்லா இடங்களிலும் வளரக்கூடியது. மேற்குத் தோடர்ச்சி மலைகளில் தானே வளர்கிறது. இதற்கு அதிக ஈரப்பதம் தேவையில்லை ஆனால் தண்ணீர் தேங்கக் கூடாது. இதன் பூர்வீகம் வட ஆசியா, தென்கிழக்கு ஆசியா, மற்றும் வட ஆஸ்திரேலியா. இதன் உயரம் 20 முதல் 50 அடி உயரம் வளரக்கூடியது. அடர்த்தியான இலைகளையுடைய பசுமை மரம். நல்ல நிழல் தரும் மரம். மனதைக் கவரும் இனிய மணமுடைய கொத்தான வெள்ளைப் பூக்களையும் மஞ்சள் நிற சாப்பிடக் கூடிய பழங்களையும் உடைய மரம். பூவின் மணத்திற்காக நகரங்களில் பூங்காவிலும் கோயில் களிலும், வீடுகளிலும் வளர்க்கப்படுகின்றன. இதன் மணம் மனதை மகிழவைக்கும். மகிழமரம் விதை நாற்றுக்கள் மூலம் இனப்

பெருக்கம் செய்யப்படுகிறது.

7. மருதுதுவப் பயன்கள் -: மகிழமரத்தின் பூ, தாது வெப்பு அகற்றும், காமம் பெருக்கும். விதை குளிர்ச்சியூட்டும். தாது பலம் பெருக்கும், நஞ்சு நீக்கும்.

பூ 50 கிராம், 300 நீரில் போட்டு 100 மில்லியாகக் காய்ச்சி பாலும் கற்கண்டும் கலந்து இரவு உணவிற்குப் பின் குடித்துவர உடல் வலிவு மிகும்.

கருவேலம் பற்பொடியில் பல் துலக்கி மகிழ இலைக் கியழத்தால் வாய் கொப்பளித்து வர பல் நோய் அனைத்தும் தீரும்.

மகிழம் பட்டையைக் கொதிக்க வைத்துக் குடிநீராக்கி வாய் கொப்பளிக்க வாய் புண் ஆறும்.

10 கிராம் மகிழம் பட்டையைப் பொடித்து அரை லிட்டர் நீரிலிட்டு 100 மி.லி.யாகக் காய்ச்சி வடி கட்டி தேன் சேர்த்து 50 மி.லியாக காலை, மாலை தொடர்ந்து சாப்பிட்டு வர கருப்பை பலவீனம் தீரும். காய்ச்சல் தணியும்.

மகிழங் காயை மென்று அடக்கி வைத்திருந்து துப்ப பல்லாட்டம் நீங்கி பல் உறுதிப் படும்.

மகிழவித்துப் பருப்பை வேளைக்கு 5 கராம் அரைத்து பாலில் கலக்கி சாப்பிட்ட் வர தாது விருத்தியாகும். உடல் வெப்பு, மலக்கட்டு, நஞ்சு ஆகியவை தீரும்.

மகிழம் பூவை காயவைத்து அரைத்துப் பொடியாக்கிப் பாலில் காலை,மாலை அறிந்தி வர காச்சல் தலைவலி, உடல் வலி, கழுத்து, தோழ்பட்டை வலி போகும். அறிவு வளர்ச்சிக்கு இது ஒரு டானிக். மூத்திர எரிச்சல் குறையும். பழத்தை குடநீராக்கிக் குடிக்க குழந்தை பிறப்பின் போது எழிதாக இருக்கும். பட்டையின் பொடி புண்களை ஆற்ற வல்லது.

வாதநாராயணன்

2. தாவரப் பெயர் -: DELONIX ELATA.

3. தாவரக்குடும்பம் -: CAESAL PINIOIDEAE.

4. வேறு பெயர்கள் -: வாதரக்காட்சி, ஆதிநாராயணன், வாதரசு, தழுதாழை வாதமடக்கி எனவும் ஆங்கிலத்தில் TIGER BEAM, WHITE GULMOHUR என்றும் அழைப்பர்.

5. பயன் தரும் பாகங்கள் -: இலை, பட்டை, வேர், சேகு மரம் ஆகியவை.

6. வளரியல்பு -: வாதநாராயணன் தாயகம் காங்கோ, எகிப்து, கென்யா, சூடன், உகண்டா, எத்தோபியா, போன்ற நாடுகள். பின் இந்தியா, ஸ்ரீலங்கா, பாக்கீஸ்தான், சாம்பியா ஆகிய நாடுகளிக்குப் பரவியது. மரவகையைச் சேர்ந்தது. செம்மண்ணில் நன்கு வளரும். ஆற்றங்கறைகளில் அதிகம் காணப்படும். இது பத்தடி முதல் 45 அடி வரை வளரக்-கூடியது. தமிழகமெங்கும் வளரக்கூடியது. வெப்ப நாடுகளில் ஏராளமாகப் பயிராகும். வீடுகளிலும், தோட்டங்களிலும், பூங்காக்களிலும் இதனை வளர்ப்பார்கள். இதன் இலை பார்-பதற்கு புளியிலைகளைப் போன்று சிறிதாக இருக்கும். கால்-நடைகளுக்கு நல்ல தீவனம். இரு சிறகான சிறு இலை-களையுடைய கூட்டிலை 10-14 ஜதைகளாகவும் உச்சுயில் பகட்டான பெரிய பூக்களையும் தட்டையான காய்களையும் உடைய வெளிர் மஞ்சள் சிவப்பு நிறமுடைய மரம். பூக்கள் பூத்துக்கொண்டே இருக்கும். மே, ஜூன் மாதங்களில் காய்-கள் விடும். இது விதை மூலமும், கட்டிங் மூலமும் இனப்-பெருக்கம் செய்யப்படுகிறது. விதைகளை விதைக்கும் மூன்பு 24 மணி நேரம் ஊரவைக்க வேண்டும்.

7. மருத்துவப் பயன்கள் -: வாதயாராயணன் பித்த நீர் பெருக்குதல், நாடி நடையை மிகுத்து உடல் வெப்பம் தரு-தல், உடலில் இருக்கிற வாதம் அடக்கி மலத்தை வெளிப்ப-டுத்தும். வாய்வைக் குறைக்கும். பித்தம் உண்டாக்கும். வீக்-கம் கரைக்கும். குத்தல் குடைச்சல் குணமாகும். நாடி நரம்-புகளைப் பலப்படுத்தும். ஆடாதொடை போல இழுப்பு சன்-னியைக் குணமாக்கும். பல ஆண்டுகளான சேகு மரத்தை தண்ணீரில் ஊர வைத்து கெட்டியாக்கி தேக்கு மரம் போன்று உபயோகப்படுத்துவார்கள்.

இதன் இலையை எள் நெய்யில் வதக்கி, உளுந்துப் பருப்பு, பூண்டு, இஞ்சி, கருவேப்பிலை, கொத்துமல்லி, மிளகாய், உப்பு, புளி சேர்த்து துவையல் அரைத்து வாரம் ஒருமுறை உணவில் சாப்பிட பேதியாகும். வாத நோய் தீரும்.

இலையை இடித்துப் பிழிந்த சாறு 500 மி.லி. சிற்றாமணக்கு நெய் 500 மி.லி. பூண்டு 100 கிராம், சுக்கு, மிளகு, திப்பிலி வகைகு 30 கிராம், வெள்ளைக் கடுகு 20 கிராம் எல்லாம் ஒன்றாகச் சேர்த்துக் காய்ச்சி, பதத்தில் வடித்து வைத்து, இதில் 5 -10 மில்லி உள்ளுக்குக் கொடுத்து வெந்நீர் அருந்த பேதியாகும். அனைத்து வாத நோய்களும் குணமாகும். மேல் பூச்சாக பூசலாம். கீல் வாதம், முடக்கு வாதம், நரம்பு தளர்ச்சி, கை கால் குடைச்சல், மூட்டு வீக்கம், இடுப்பு வலி, இளம்பிள்ளை வாதம், இழப்பு, சன்னி, மேகநோய் யாவும் குணமாகும். மலச்சிக்கல் முழுவதும் குணமாகும்.

சொறி சிரங்கிற்கு இதன் இலையுடன் குப்பைமேனி இலை, மஞ்சள் இரண்டையும் சேர்த்து அரைத்து மேலே தடவி, குளிர்ந்த நீரில் குளித்து வர அவை நீங்கும்.

மேக நோயால் அவதிப்படுபவர்கள் இதன் இலையை நன்கு உலர்த்திப் பொடி செய்து காலை, மாலை 1 கிராம் வீதம் வெந்நீருடன் கலந்து அருந்தி வர குணமாகும்.

இரத்த சீதபேதிக்கு வாதநாராயணன் வேரை அரைத்து எருமைத் தியிருடன் கலந்து அருந்த குணம் தெரியும்.

இலையைப் போட்டுக் கோதிக்க வைத்துக் குளிக்க உடம்பு வலி தீரும்.

நகச்சுத்தி, கடுமையான வலியுடன் நகக்கண்ணில் வீக்கம் வரும். இதற்கு பிற மருந்துகள் எதுவும் கேட்பதில்லை. இதன் தளிரை மைபோல் அரைத்து வெண்ணெயில் மத்தித்து வைத்துக் கட்ட இரு நாளில் குணமாகும். வலி உடனே நிற்கும்.

இதன் இலைச்சாறு 1 லிட்டர், மஞ்சள் கரிசலாங்கண்ணி, குப்பை மேனி, கறுப்பு வெற்றிலை இவற்றின் சாறு வகைக்குக் கால் லிட்டர் வேப்பெண்ணெய், விளக்கெண்ணெய்,

நல்லெண்ணெய வகைக்கு அரை லிட்டர், சுக்கு, மிளகு, திப்பிலி, கருஞ்சீரகம், சீரகம், மஞ்சள் வகைக்கு 20 கிராம் பொடித்து அரைத்து அரை லிட்டர் பசும் பாலுடன் கலக்கிப் பதமாகக் காய்ச்சி 21 வெள்ளெருக்கம் பூ நசுக்கிப் போட்டு கொதிக்க வைத்து வடிகட்டி மேற்பூசாகத் தடவிப் பிடித்து விடப் பக்க வாதம், பாரிச வாயு, நரம்பு இழப்பு முக இசிவு, முகவாதம், கண், வாய், நாக்கு, உதடு, இழப்பு ஆகியவை தீரும்.

வாத நோய் எண்பது என்கின்றனர். இதன் இலை, பட்டை, வேர்பட்டை ஆகியன சூரணமாகவோ, குடி நீரா-கவோ, தைலமாகவோ சாப்பிட எல்லா வகையான வாதமும் தீரும்.

இதன் இலையின் சூரணத்தை 500 கிராம் அளவு வெந்-நீரில் கலந்து குடிநீராக குடிக்க வாய்வுத் தொல்லை, வயிற்று வலி குணமாகும்.

"சேர்ந்த சொறி சிரங்கு, சேர்வாதம் எண்பதும் போம்
ஆர்ந்தெழுமாம் பித்தம் அதிகரித்த மாந்தமறும்-
ஐய்யின் சுரந்தணியும், ஆனதழுதாழைக்கே
மெய்யின் கடுப்பும் போம்விள்" ——-குருமுனி.

சந்தனம்

2. தாவரப் பெயர் -: SANTALUM ALBUM.

3. தாவரக்குடும்பம் -: SANTALACEAE.

4. வேறு பெயர்கள் -: முருகுசத்தம் என அழைப்பர்.

5. ரகங்கள் -: இதில் வெள்ளை, மஞ்சளை சிவப்பு என மூன்று வகைகைள் உள்ளன. அதில் செஞ்சந்தனம் மருந்-தாகப் பயன்படுகிறது.

6. பயன் தரும் பாகங்கள் -: சேகுக்கட்டை மற்றும் வேர்.

7. வளரியல்பு -: தென் இந்தியாவில் இலையுதிர் காடுக-ளில் அதிகம் காணப்படும் சிறு மரம். சந்தன மரம் தமிழகக் காடுகளில் தானே வளரக்கூடியது. இது துவர்ப்பு மணமும்

உடையது. தமிழகத்தில் தனிப் பெரும் மரமாகும். மாற்றடுக்கில் அமைந்த இலைகளை யுடைய மரம். இலைகளின் மேற் பகுதி கரும்பச்சை நிறமாயும் அடிப் பகுதி வெளிறியும் காணப்படும். கணுப்பகுதியிலும் நுனிப் பகுதியிலும் மலர்கள் கூட்டு மஞ்சரியாக காணப்படும். உலர்ந்த நடுக் கட்டை தான் நறுமணம் உடையது. மருத்துவப் பயனுடையது. இதை காடில்லாத மற்ற இடங்களில் வளர்த்தால் அரசு அனுமதி பெற்றுத்தான் வெட்ட வேண்டும். இதன் விலை மிகவும் அதிகம். இது நன்கு வளர்வதற்கு பக்கத்தில் ஒரு மரம் துணையாக இருக்க வேண்டும். 2-3 ஆண்டுகளில் பழம் விட ஆரம்பிக்கும். இந்தப் பழத்தைப் பறவைகள் உட்கொண்டு அதன் எச்சம் விழும் இடத்தில் விதை மூலம் நாற்றுக்கள் பரவும். விதை மூலம் இனப்பெருக்கம் செய்யப்படுகிறது. சுமார் 20 ஆண்டுகளுக்குப் பின் தான் முழுப் பலன் கிடைக்கும்.

8.மருத்துவப்பயன்கள் -: சந்தனம் சிறு நீர் பெருக்கியாகவும், உடல் பலம் பெருக்கியாகவும் செயற்படும். வியர்வையை மிகுவிக்கும், வெண்குட்டம், மேக நீர், சொறி, சிரங்கைக் குணப்படுத்தும். சிறுநீர் தாரை எரிச்சல் சூட்டைத் தணிக்கும், விந்து நீர்த்துப் போதலைக் கெட்டிப் படுத்தும் குளிர்ச்சி தரும். உடல் வெப்பத்தை குறைக்கவும், தோல் நோய்களை நீக்கவும் நறு மணத்திற்காகவும் இதன் எண்ணெய் பயன் படுகிறது.

முகப்பூச்சு, நறுமணத் தைலம், சோப்புக்கள், ஊதுவத்திகள், அலங்கார பொருட்கள், மாலைகள் என மருத்துவம் சாராத பகுதிகளில் பயன் படுத்தப்பட்டாலும், கிருமி நாசினி செய்கை, உடல் அழற்சியை குறைக்கும் தன்மை உடையது.

கட்டையை எலுமிச்சம் பழச்சாற்றில் உரைத்துத் தடவ முகப்பரு, தவளைச் சொறி, சொறி, படர் தாமரை, வெண்குட்டம், கருமேகம் வெப்பக்கட்டிகள், தீர்ந்து வசீகரமும் அழகும் உண்டாகும்.

பசும் பாலில் உரைத்துப் புளியங் கொட்டையளவு காலை, மாலை சாப்பிட்டு வர வெட்டைச் சூடு, மேக அனல், சிறு-

நீர்ப் பாதை ரணம், அழற்சி ஆகியவை தீரும்.

சந்தனத்தூள் 20 கிராம், 300 மி.லி. நீருல் போட்டுக் காய்ச்சி 150 மி.லி.யாக்கி வடிகட்டி 3 வேளையாக 50 மி.லி. குடிக்க நீர்க் கோவை, காய்ச்சல், மார்புத் துடிப்பு, மந்தம், இதயப் படபடப்பு குறையும். இதயம் வலிவுறும்.

சந்தனத்துண்டுளை நீரில் ஊற வைத்து மையாய் அரைத்து சுண்டைக்காயளவு பாலில் கலந்து இரவு மட்டும் 20 நாள் கொள்ள பால் வினை நோய், தந்திபேகம், பிர-மேகம், கனோரியா, பெண் நோய் என்று பல பெயர் பெறும் இவை யாவும் குணமாகி உடல் தேறி, நோய் தீரும்.

மருதாணி விதை, சந்தனத்தூள் கலந்து சாம்பிராணிப் புகைபோல் போட பேய் பிசாசு விலகும்.

நெல்லிக்காய்ச்சாறு 15 மில்லியில் சுண்டைக்காய் அளவு சந்தன விழுதைக் கலந்து 40 நாள் குடித்து வர மதுமேகம் தீரும்.

சந்தன எண்ணெய்-தைலம் -'எசன்ஸ்' 2-3 துளி பாலில் கலந்து குடிக்க உடல் குளிர்ச்சி பெறும். நெல்லிக்காய்ச்சாறு, அல்லது கசாயம் 50 மி.லி. யுடன் அரைத்த சந்தனம் 5-10 கிராம் கலந்து 48 நாள் காலை, மாலை குடிக்க நீரிழிவு குணமாகும்.

எலுமிச்சைப் புல்

2. தாவரப் பெயர் -: CYMBOPOGAN FLEXOSUS.

3. தாவரக்குடும்பம் -: POACEAE / GRAMINAE.

4. வேறு பெயர்கள் -: வாசனைப்புல், மாந்தப்புல், காமாட்ச்சிப்புல், கொச்சி வாசனை எண்ணெய் என்பன.

5. ரகங்கள் -: கிழக்கிந்திய வகை, மேற்கிந்திய வகை, ஜம்மு வகை, பிரகதி, காவேரி, கிருஷ்ணா மற்றும் ஓடக்-கள்ளி19 என்பன.

6. பயன் தரும் பாகங்கள் -: புல் மற்றும் தோகைகள்.

7. வளரியல்பு -: எலுமிச்சப்புல் இந்தியா, பர்மா, ஸ்ரீ-லங்கா மற்றும் தாய்லேண்டைத் தாயகமாகக் கொண்டது.

இது எல்லா வகை மண் வகைகளிலும், சத்துக் குறைவான மண்களிலும், களர் மற்றும் உவர் மண்களிலும் பயிரடலாம். இதிலிருந்து வரும் 'சிட்ரால்' வாசனை எண்ணெய எலுமிச்சம் பழத்தின் வாசனை கொண்டதால் இப்பயர் பெற்றது. காடுகளிலும் மலைகளிலும் தானே வளர்ந்திருக்கும் . இப்புல் 1.2 — 3.0 மீ. உயரம் வரை வளரும். இது ஒரு நீண்ட காலப் பயிர். கேரளாவில் இது அதிக அளவு பயிரிடப் படுகிறது. வெளி நாடுகளுக்கு 90 -100 மெட்ரிக் டன் வரை ஏற்றுமதியாகிறது. இதனால் இந்தியாவுக்கு சுமார் 5 கோடி ரூபாய் அந்நியச் செலாவணியாகக் கிடைக்கிறது. இதை வணிக ரீதியாகப் பயிரிட நிலத்தை நன்றாக உழுது சமன் செய்து பாத்திகள் அமைக்க வேண்டும். அடியுரமாக ஒரு ஏக்கருக்கு 5-7 டன் தொழு உரம் இடவேண்டும். 125 கிலோ சூப்பர் பாஸ்பேட் மற்றும் 32 கிலோ பொட்டாஸ் இட்டு நீர் பாச்சவேண்டும். அக்டோபர், நவம்பர் மாதங்களில் விதைகள் மற்றும் தூர்கள் மூலம் ஒரு ஏக்கருக்கு 18000-18500 தூர்கள் வரிசைக்கு வரிசை 2 அடியும், செடிக்குச் செடி1.5 அடியும் இடைவெளிவிட்டு நடவேண்டும். நடவு செய்த ஒரு மாதத்தில் 30 கிலோ தழைச்சத்து தரவல்ல உரத்தை இட வேண்டும். மற்றும் 3 மாதங்களில் 40 கிலோ தழைச்சத்து தரவல்ல உரத்தினை இட வேண்டும். துத்தநாக குறையுள்ள மண் எனில் 25-50 கிலோ துத்தநாக சல்பேட்டினை இட்டு நீர் பாய்ச்ச வேண்டும். பின் 10 நாட்களிக்கு ஒரு முறை நீர் பாய்ச்சினால் போதும். களைகள் வந்தால் 10-15 நாட்களுக்கொரு முறை எடுத்தால் போதும்.

நட்ட 4 — 5 மாதங்களில் பயிர் அறுவடைக்குத் தயாராகி விடும் 3-4 மாதங்கள் என்ற இடைவெளியில் 4 ஆண்டுகள் வரை அறுவடை செய்யலாம். இந்தப் புல் குளிர் காலங்களில் பூக்க வல்லது. அறுவடை செய்த பின் புல்லை நன்றாக நிழலில் காயவைத்துக் கட்டுகளாக்க் கட்டி, காற்றுப் புகாத அறைகளில் சேமிக்க வேண்டும். ஹெக்டருக்கு 35-45 டன் புல் மகசூல் கிடைக்கும். புல்லிலிருந்து 0.2 — 0.3 சதவிகிதம் எண்ணெய என்ற அளவில்

ஹெக்டருக்கு 100 — 120 கிலோ எண்ணெய் கிடைக்கும். ஹெக்டருக்கு ரூ.30,000 — 50,000 வரை நிகர வருமானம் கிடைக்கும்.

8. மருத்துவப்பயன்கள் -: இந்தப்புல்லிலிருந்தும், தண்டுகளிலிருந்தும் எடுக்கப்படும் எண்ணெயில் டெர்பினைன் 0.50 சதம், பீட்டா டெர்பினியால் 0.40 சதம், அல்பா டெர்பினியால் 2.25 சதம், ட்ரைபினையல் அசிடேட் 0.90 சதம், போர்னியால் 1.90 சதம், ஜெரானியால் மற்றும் நெரால் 1.5 சதம், சிட்ரால் பி 27.7 சதம், சிடரால்-ஏ 46.6 சதம், பார்னிசோல் 12.8 சதம், பார்னிசால் 3.00 சதம் என்று பல வேதிப் பொருட்கள் உள்ளன. எண்ணயெ மூலம் சோப்புகள், வாசனைத் திரவியங்கள் தயாரிப்பு, சிட்ரால் வைட்டமின் 'ஏ' போன்ற வேதிப் ரொருட்கள் எடுக்கப் பயன்படுகின்றன. கிருமி நாசினியாக பயன்படுகிறது. பூச்சிக்கொல்லியாகவும் பயன் படுகிறது. எண்ணெய் எடுத்த பின் எஞ்சிய புல் மாட்டுத் தீவனமாகவும், காகிதங்கள், அட்டைப் பட்டிகள் தயாரிக்கவும், எரிபொருளாகவும் பயன் படுகிறது. இந்தப் புல்லிருந்து சூப் செய்கிறார்கள், இறைச்சி, மீன் வகைகளில் உபயோகிக்கிரார்கள். இதில் போடப்படும் டீயும் நன்றாக இருக்கும்.

குறிப்பு- எலுமிச்சைப் புல் பற்று நோய் செல்களை அழிக்கிறது.

பிரமந்தண்டு

2. தாவரப் பெயர் -: ARGEMONE MEXICANA.

3. தாவரக்குடும்பம் -: PAPAVERACEAE.

4. வேறு பெயர் -: குறுக்குச்செடி, மற்றும் குயோட்டிப் பூண்டு.

5. பயன் தரும் பாகங்கள் -: இலை, பால், வேர், விதை மற்றும் பூக்கள்.

6. வளரியல்பு -: இது தமிழகமெங்கும் தரிசு நிலங்களில், ஆற்றங்கரைகளில், சாலையோரங்களில் தானே வளரும்

சிறு செடி. சுமார் 2-3 அடி உயரம் வரை வளரக்கூடியது. காம்பில்லாமல் பல மடல்களான உடைந்த கூறிய முட்க-ளுள்ளிலைகளையும், பளிச்சிடும் மஞ்சள் நிறப் பூக்களை-யும், காய்களுக்குள் கடுகு போன்ற விதைகளையும் உடைய சிறு செடி. நேராக வளரக்கூடியது. பால் மஞ்சள் நிறமாக இருக்கும். இலைகளின் மீது வெண்ணிறப் பூச்சு (சாம்பல்) காணப்படும் செடி.

7. மருத்துவப்பயன்கள் -: இதன் இலைச்சாற்றை பத்து மில்லியாக காலையில் வெறும் வயிற்றில் 1 மாதம் கொடுத்து வரச் சொறி, சிரங்கு, மேகரணங்கள், குட்டம் ஆகியவை தீரும்.

இதன் இலையை அரைத்துத் தேள் கடி வாயில் வைத்-துக் கட்டினால் தேள் கடி விடம் இறங்கும்.

சமூலச்சாறு 30 மி.லி. கொடுத்துக் கடிவாயில் அரைத்-துக் கட்ட பாம்பு விடம் தீரும் பேதியாகும். உப்பில்லாப் பத்-தியம் இருத்தல் வேண்டும்.

இலையை அரைத்துப் பூசி வர சொறி, சிரங்கு நீர் வடியும். கரப்பான் படை குணமடையும். உள்ளங்கால், கை, பாதங்களில் வரும் புண்கள் ஆறும்.

பொன்னாங்கண்ணி, சோற்றுக் கற்றாழை, கரிசாலை போல கண் நோய்க்கு நல்ல குணமளிக்கும். பூவை நீரில் ஊறவைத்து அந்த நீரை தலைக்குத் தேய்த்துக் குளிக்க 40 நாளில் கண் பார்வை மங்கல், எரிச்சல், நீர் வடிதல் குண-மாகும். இதன் இலையை ஒடித்தால் பால் வரும், இந்த பாலை கண்ணில் விட கண்வலி, சதை வளருதல், சிவத்-தல், அரிப்பு, கூச்சம் ஆகியன குணமாகும்.

இதன் விதையை நெருப்பிலிட்டுப் புகைத்து அப் புகை வாயில் படுமாறு செய்தால் சொத்தைப்பல் புழு விழும். வலி தீரும், செடியை உலர்த்திய பின் எடுத்துச் சாம்பலாக்கி, துணியில் சலித்து வைக்கவும். இப்பொடியில் பல் துலக்க பல் ஆட்டம், சொத்தை, சீழ் வடிதல், வீக்கம் குணமடையும். சிறந்த மருந்து பற்பொடி இதுவாகும்.

இதன் சாம்பல் பொடி 1-2 கிராம் தேனில் சாப்பிட்டு வர ஆஸ்துமா, இரைப்பு, இருமல், காசம் ஆகிய நோய்கள் குணமாகும், இரு வேளை 48 நாள் சாப்பிட வேண்டும்.

50 மி.லி.பன்னீரில் ஒரு கிராம் இதன் சாம்பலைக் கரைத்து வடித்த தெளி நீரைச் சொட்டு மருந்தாகப் பயன்படுத்தலாம். கண் எரிச்சல், வலி, சிவப்பு ஆகியவற்றிக்குச் சொட்டு மருந்தாகப் பயன் படுத்த குணமாகும்.

இச் சாம்பல் பொடியை 2 கிராம் அளவு பசு வெண்ணெயுடன் மத்தித்து காலை, மாலை 48-96 நாள் சாப்பிட குட்ட நோய் குணமாகும். புளி, புகை, போகம், புலால் நீக்க வேண்டும்.

இலை சூரணம், விதைச் சூரணம் கலந்து 3 அரிசி எடை காலை, பாலை தேனில் கொள்ள க்ஷய இருமல், நுரையீரல், சளி இருமல் தீரும்.

இதன் வேரை அரைத்து 5 கிராம் அளவு 50 மி.லி. வெந்நீரில் கரைத்து, காலை வெறும் வயிற்றில் கொடுக்க மலக் குடல்புழு, கீரிப் பூச்சிகள் வெளியேறும்.

இதன் விதையைப் பொடித்து இலையில் சுருட்டிப் பீடி புகைப்பது போல் புகையை இழுத்து வெளியில் விடப் பல்வலி, பற்சொத்தை, பற்புழு ஆகியவை தீரும்.

50 கிராம் வேரை 200 மி.லி. நீருல் நன்றாகக் கொதிக்க வைத்து, வடித்து குடிநீராகக் குடித்து வர காச நோய், மேக நோய் குணமடையும். ‘ மூலத்தில் பிரமந்தண்டு வடவேரை வணங்கி பூணவே குழிசமாடி புகழ்ச்சியாய் கட்டிவிட தோன்றிதாமே... பேய் ஓடும்’ இது பாட்டு. இதன் வடபக்க வேரை வழிபாடு செய்து எடுத்து தாயத்தில் வைத்துக் கட்ட பேய், ஓடும்.

வல்லாரை

1. மூலிகையின் பெயர் -: வல்லாரை.

2. தாவரப் பெயர் -: CENTELLA ASIATICA HYDROCOTOYLE ASIATICA.

3. தாவரக்குடும்பம் -: APIACEAE.

4. வேறு பெயர்கள் -: சஸ்வதி, சண்டகி, பிண்டீரி, யோகனவல்லி, நயனவல்லி, குணசாலி, குளத்திக் குறத்தி, மற்றும் அசுரசாந்தினி.

5. வகைகள் -: கருவல்லாரை மலைப்பாங்கான இடத்தில் இருப்பது.

6. பயன்தரும் பாகங்கள் -: இலை மட்டும்.

7. வளரியல்பு -: ஈரமான பகுதிகளில் அதிகமாகக் காணப்படும். இந்தியாவின் எல்லாப் பகுதிகளிலும் கிடைக்கும். தட்பமான, மித தட்பமான பகுதிகளில் வளரும். ஒரு மென்மையான கொடி. தண்டு நீண்டதாக தரையில் படர்ந்து இருக்கும். செங்குத்தான வேர்களின் இலைக் கோணத்திலிருந்து இந்த தண்டுகள் வளரும். மெல்லிய தண்டு பெரும்பாலும் சிவப்பு நிறமானதாக இருக்கும். வேர்க்கூட்டத்திலிருந்து தோன்றும் இலைக்காம்பு மிகவும் நீண்டு இருக்கும். ஒரு கணுவிலிருந்து

1 முதல் 3 இலை தோன்றும். இலையின் வடிவம் வட்ட வடிவமாகவோ, மொச்சை வடிவமாகவோ இருக்கும். அகலம் அதிகமாக இருக்கும். கரு வல்லாரை என்ற ஓரினம் மலைப்பாங்கான இடங்களிங் வளர்கின்றன. கொடிமற்றும் விதைகளில் மூலம் இனப் பெருக்கம் செய்யப்படுகிறது.

8. மருத்துவப்பயன்கள் -: உடல் தேற்றி, உரமாக்கி, சிறுநீர் பெருக்கி, வெப்பமுண்டாக்கி, ருது உண்டாக்கி. வாதம், வாய்வு, அண்டவீக்கம், யானைக்கால், குட்டம், நெரிகட்டி, கண்டமாலை, மேகப்புண், பைத்தியம், சூதக் கட்டு, மூளைவளர்ச்சிக்கும், சுறுசுறுப்பிற்கும் ஏற்றது.

முற்றிய வல்லாரை இலையை நிழலில் உலர்த்தி இடித்துச் சூரணம் செய்து இதில் காலை, மாலை 5 கிராம் அளவு சாப்பிட்டு வர வேண்டும். 48-96 நாள் சாப்பிடவும். மேலே கூறப்பட்ட எல்லா நோய்களும் குணமாகும். உடல் நோய் எதிர்ப்பாற்றல் பெறும். ஒரு வருசம் சாப்பிட்டால் நரை, திரை மாறும்.

வல்லாரை+ தூதுவிளை இரண்டையும் சம அளவில் இடித்துப் பிழிந்த சாற்றை 5 மி.லி. சாப்பிடவும். நோய்க் கேற்றவாறு காலம் நீடித்து சாப்பிட சயரோகம், இருமல் சளி குணமாகும்.

இதன் இலைச்சாறு நாளும் 5 மி.லி.காலை மாலை சாப்பிட்டு வரவும். யானைக்கால், விரை வாதம், அரை-யாப்பு, கண்டமால் குணமாகும். ஆமணக்கெண்ணையில் இலையை வதக்கி மேலே பற்றிடவேண்டும். கட்டிகளும் கரையும். அரைத்துப் பூச புண்களும் ஆறும்.

வல்லாரை, உத்தாமணி, மிளகு சமன் கூட்டி அரைத்துக் குண்டுமணி அளவு மாத்திரை செயுது காலை, மாலை 1 மாத்திரை வெந்நீரில் கொடுக்க அனைத்து வகையான காச்-சலும் தீரும்.

கீழாநெல்லி, வல்லாரை சமன் அரைத்து சுண்டக்காயளவு காலை மட்டும் தயிரில் கொள்ள நீர் எரிச்சல் தீரும்.

வல்லாரை சாற்றில் 7 முறை ஊறவைத்து உலர்த்தியரிசித் திப்பிலி மூளைசுறுசுறுப்பாக இயங்கவும், தொண்டைக் கரக-ரப்பு நீங்கவும் நல்ல சாரீரம் கொடுக்கவும் பயன் படும்.

பெண்களுக்கு உதிரத்தடை ஏற்படும். மாதவிலக்கு தள்-ளிப்போகும். இதனால் இடுப்பு, அடிவயிறு கடுமையாக வலிக்கும். இதற்கு வல்லாரை+உத்தாமணி இலையை சம அளவில் அரைத்து 20-30 கிராம் அளவு காலை, மாலை நான்கு நாள் சாப்பிட வேண்டும். குணமாகும். உடன் வலக்-கேற்படும்.

வல்லாரயை நிழலில் இலர்த்தி சூரணம் செய்து கொள்-ளவும். பரங்கிச் சக்கையையும் இதே போல் சூரணம் செய்து, இரண்டையும் சம அளவில் சேர்த்து 5-10 கிராம் காலை, மாலை பசும் வெண்ணெயில் சாப்பிட வேண்டும். நோய்க்-கேற்ப 6-12 மாதம் சாப்பிட வேண்டும். மோர் பாலில் தான் உணவு சாப்பிட வேண்டும். புளி, காரம் இனிப்புக் கூடாது. புலால், புகை, மது கூடாது. குட்டம் குணமாகிவிடும்.

நெருஞ்சில்

2. தாவரப் பெயர் -: TRIBULUS TERRESTRIS.

3. தாவரக்குடும்பம் -: ZYGOPHYLLACEAE.

4. வேறு பெயர் -: திருதண்டம்,கோகண்டம், காமரசி என்பன.

5. வகைகள் -: சிறு நெருஞ்சில், செப்பு நெருஞ்சில் பெருநெருஞ்சில் (யானை நெருஞ்சில்) என 3 வகைப்படும்.

6. பயன்தரும் பாகங்கள் -: கொடியின் இலை, வேர்,காய், பூ, தண்டு, மற்றும் முள் என அனைத்தும்.

7. வளரியல்பு -: நெருஞ்சில் மணற்பாங்கான இடங்களில் தரையில் படர்ந்து காணப்படும் முட் செடி.. இந்தியாவில் எங்கும் பரவலாகக் காணப்படுகிறது. தமிழகமெங்கும் சாலை-யோரங்களிலும், தரிசு நிலங்களிலும் வளர்கிறது. மஞ்சள் நிற மலர்களையுடையது. மலர்கள் சூரிய திசையோடு திரும்பும் தன்மையுடையன. இதன் காய் முற்றிக் காய்வதால் முள்ளு-டன் இருக்கும். இதன் பெரு நெருஞ்சிலை யானைவணங்கி என்பர்.

சிறு நெருஞ்சில் பசுமையான புல் தரைகளிலும், மற்ற இடங்களிலும் தரையோடு தரையாக படர்ந்து வளரும். இதனுடைய இலைகள் பார்ப்பதற்கு புளிய இலைகள் போல் இருக்கும். ஆனால் அவற்றை விட சிறிய அளவிலும், பூக்-கள் ஐந்து இதழ்களிடன் மஞ்சள் நிறமாக சிறியதாகவும் இருக்கும்.
காய்கள் கடலை அளவாகவும், எட்டு-பத்து கூறிய நட்சத்திர வடிவ முட்களிடனும் இருக்கும்.

பெரு நெருஞ்சில் சிறு செடி வகுப்பைச் சேர்ந்தது. இதன் இலைகள் அகலமாகவும், பெரியதாகவும் இருக்கும். காய்கள் பெரிதாக அருநெல்லிக்காய் அளவில் இருக்கும்.

செப்பு நெருஞ்சில் இலைகள் மிகவும் சிறியது. காயும் மிளகை விட சிறியதாக இருக்கும். இதன் பூக்கள் மூன்று இதழ்களைக் கொண்டதாய் சிகப்பு நிறமாக இருக்கும். முட்-கள் காணப்படாது.

இதன் இனப்பெருக்கம் விதைமூலம் செய்யப்படுகிறது.

8. மருத்துவப் பயன்கள் -: இதன் குணம் — கல்லடைப்பு, நீரடைப்பு, நீர் எரிச்சல், நீர் வேட்கை, வெள்ளை நோய், வெப்ப நோய், சொட்டு நீர் முதலியவற்றை நீக்கும் குணமுடையது. உடம்பு எரிச்சல், வெண் புள்ளி, மேகம் முதலியவற்றை யானை நெருஞ்சில் தீர்க்கும் குணமுடையது.

நெருஞ்சில் செடி இரண்டு வேருடன் பிடங்கி, ஒரு பிடி அருகம்புல்லுடன் சட்டியில் போட்டு ஒரு லிட்டர் நீர்விட்டு அரை லிட்டராகச் சுண்டக் காய்ச்சி குடி நீராகப் பயன்படுத்தலாம். 50 மி.லி.அளவு இரு வேளை மூன்று நாள் வெறும் வயிற்றில் குடித்து வர உடல் வெப்பம் தணியும், கண் எரிச்சில், நீர் வடிதல், சிறு நீர் சொட்டாக வருதல் குணமாகும்.

நீர் அடைப்பு, சதையடைப்பு, கல்லடைப்பு முதலிய நோய்களுக்கு நன்கு கசக்கிய நெருஞ்சில் காயை அறுபத்தெட்டு கிராம் எடுத்து அதனுடன் கொத்துமல்லி விதை எட்டு கிராம் , நீர் 500 மி.லி. சேர்த்து ஒரு சட்டியில் வார்த்து நன்கு காய்ச்சி வடித்து நாற்பது மி.லி. வீதம் உள்ளே அருந்தி வர நோய்தீரும்.

நாட்பட்ட வெள்ளை நோயுடன் கூடிய நீர் கடுப்பிற்கு நெருஞ்சில் காயையும், வேரையும் ஒரே அளவாக எடுத்துக் கொண்டு அதனுடன் பச்சரிசி கூட்டி கஞ்சி வைத்து அருந்தி வர குணமாகும்.

சமூலத்துடன் கீழாநெல்லிச் சமூலம் சமன் சேர்த்து மையாய் அரைத்து கழற்சிக் காயளவு எருமைத் தயிரில் கலந்து காலை, மாலை 1 வாரம் கொடுக்க நீர்த்தாரைஎருச்சல், வெள்ளை, நீரடைப்பு, மேகக்கிரந்தி, ஊரல் தீரும்.

நெருஞ்சில் சமூலம் பத்து பங்கு, மூங்கிலரிசி ஐந்து, ஏலம் நான்கு, கச்சக்காய் நான்கு, ஜாதிக்காய் மூன்று, இலவங்கம் நான்கு, திரிகடுகு ஐந்து, குங்கும்ப்பூ சிறிது இவைகளை எடுத்து சட்டியிலிட்டு முறைப்படி குடிநீர்செய்து பனிரெண்டு முதல் முப்பத்தைந்து மி.லி. அளவு அருந்தி வர, சூட்டைத் தணித்து நீர் எரிச்சலையும் மேக நோயின் தொடர்பாக ஏற்பட்ட ஆண்மைக் குறைவையும் நீக்கி, உடலுக்கு வன்-

மையை ஏற்படுத்தும்.

தேள் கடிக்கு நெருஞ்சில் சிறந்த மராந்தாகப் பயன்படுத்தப்படுகிறது.

நெருஞ்சல் வித்தினைப் பாலில் அவித்து உலர்த்தி பொடி செய்து வைத்துக் கொண்டு காலை, மாலை கொடுத்து வரத் தாது கட்டும். இளநீரில் சாப்பிட்டு வரச் சிறுநீர்கட்டு, சதையடைப்பு, கல்லடைப்பு ஆகியவை தீரும்.

சமூலச்சாறு 1 அவுன்ஸ் மோர் அல்லது பாலுடன் கொள்ள சிறுநீருடன் இரத்தம் போதல் குணமடையும்.

பித்த வெட்டையால் ஏற்படும் வெண்குட்டம் குட்ட நோய் போல் கடுமையானது அன்று. தோலின் நிறத்தை மட்டுமே வெண்மையாக்கும். பித்த நீர் தோலில் படியும் போது வெப்பத்தை ஈர்த்து தோலின் நிறம் மாற்றுகிறது. இதற்கு நல்ல மருந்து இதுவாகும்.

பெரு நெருஞ்சில் காய் 250 கிராம், உளுந்து 100 கிராம், கருடன் கிழங்கு பொடி 200 கிராம், வாசுலுவை அரிசி 50 கிராம் சேர்த்து அரைத்து கல்கமாக்கவும். ஒரு கிலோ பசு நெய் வாணலியில் ஊற்றி எரிக்கவும். கல்கத்தை வடையாகத்தட்டி அதில் போட்டு எடுக்கவும், நெய்யை வடித்து வைக்கவும். காட்டுச் சீரகம், மிளகு வகைக்கு 100 கிராம் சேர்த்துச் சூரணம் செய்க. காலை, மாலை 5 மி.லி.நெய்யில் 5 கிராம் சூரணம் சேர்த்து சாப்பிடவும். வடையைப் பாலில் அரைத்து மேல் பூச்சாக பயன்படுத்தலாம். பூசி 2 மணி நேரம் கழித்து குளிக்கவும். புகை, புலால், போகம், புளி தவிர்க்கவும். வெண் குட்டம் குணமாகும். நாடபட்டதும் மேலும் பரவாமல் குணமாகும்.

நெருஞ்சில் விதை 300 கிராம், கோதுமை 500 கிராம், கொத்த மல்லி 100 கிராம், சுக்கு 50 கிராம் ஏலம் 10 கிராம் சேர்த்து இளவறுப்பாக வறுத்து பொடி செய்து வைக்கவும், இத்தூளை கொதி நீரில் போட்டு காபி போல சர்கரை சேர்த்து அருந்தலாம். உடலுக்கு நிறந்து ஊட்டம் தரும். குளிர்ச்சி தரும். எதிர்ப்பாற்றல் பெருகும்.

யானை நெருஞ்சலைப் பிடுங்கி நீரில் ஒரு மணி நேரம் ஊறவிடவும். இந்த நீரில் பட்டு, நூல் துணிகளை ஊற வைத்து எடுக்க அழுக்கு, கறை அகலும்.

வெற்றிலை

1. மூலிகையின் பெயர் -: வெற்றிலை.

2. தாவரப் பெயர் -: PIPER BETEL.

3. தாவரக்குடும்பம் -: PIPER ACEAE.

4. வேறு பெயர் -: தாம்பூலம், நாகவல்லி, வேந்தன், திரையல் என்பன.

5. வகைகள்-கம்மாறு வெற்றிலை, கற்பூரவெற்றிலை மற்றும் சாதாரண வெற்றிலை என்பன.

6. பயன்தரும் பாகங்கள் -: கொடியின் இலை மற்றும் வேர்.

7. வளரியல்பு -: இது இந்தியாவில் வெப்பமான இடங்களிலும் சதுப்பு நிலங்களிலும், வளர்கிறது. இது ஒரு கொடி வகையைச் சேர்ந்தது. இதன் இலைகள் இதயவடிவில் பெரிதாக இருப்பதோடு நுனி கூர்மையாகவும் இருக்கும். வடிகால் வசதி இருக்கவேண்டும். அகத்தி மரங்களை இடையில் வளர்த்தி அதில் கொடிகள் வளர வளர கட்டிக்கொண்டே செல்வார்கள் மூங்கில் களிகளையும் பயன்படுத்துவார்கள். இதை ஆற்றுப் படுகைகளில் வியாபார ரீதியாக அதுகம் பயிரிடுகிறார்கள். கருப்பு நிறமுடன் நல்ல காரமாக இருப்பது கம்மாறு வெற்றிலை. கற்பூர மணத்துடன் சறிது காரமாகவும் இருப்பது கற்பூர வெற்றலையாகும். வெற்றிலைக்கு நல்ல மணமும் , காரமும் உண்டு. இது கொடி பதியம் மூலம் இனப்பெருக்கம் செய்யப்படுகிறது.

8. மருத்துவப் பயன்கள் -: பொதுவான குணம். சீதம் நீக்கும், வெப்பம் தரும், அழுகல் அகற்றும், உமிழ்நீர் பெருக்கும், பசி உண்டாக்கும், பால் சுரக்க வைக்கும், காமத்தைத் தூண்டும். நாடி நரம்பை உரமாக்கும், வாய் நாற்றம் போக்கும்.

வெற்றிலைச் சாறு சிறுநீரைப் பெருக்குவதற்கும் பயன்படுகிறது. வெற்றிலைச்சாற்றுடம் நீர் கலந்த பாலையும், தேவையான அளவு கலந்து பருகி வர சிறு நீர் நன்கு பிரியும்.

வெற்றிலையை கடுகு எண்ணெயில் போட்டு லேசாக சூடு செய்து மார்பில் வைத்துக் கட்டிவர மூச்சுத் திணறல் மற்றும் இருமலுக்கு சுகம் தரும்.

குழந்தைகளுக்கு வரும் சுரம், சன்னிக்கு, வெற்றிலைச் சாற்றில் , கஸ்தூரி, கோரோசனை, சஞ்சீவி ஆகியவற்றில் ஏதேனும் ஒன்றை மத்தித்து தேனுடன் கொடுக்க குணமாகும். சளி, இருமல், மாந்தம், இழுப்பும் குணமாகும்.

வெற்றிலையை அனலில் வாட்டி அதனுள் ஐந்து துளசி இலையை வைத்துக் கசக்கிப் பிழிந்து சாறு எடுத்து 10 மாத குழந்தைக்கு 10 துளிகள் காலை, மாலை கொடுக்க சளி, இருமல் குணமாகும். அனலில் வாட்டிய வெற்றிலையை மார்பிலும் பற்றாகப் போட சளி குறையும்.

குழந்தைகளுக்கு மலர்ச்சிக்கல் ஏற்பட்டால் வெற்றிலைக் காம்பை ஆமணக்கு எண்ணையில் தோய்த்து ஆசன வாயில் செலுத்த உடனடியாக மலம் கழியும்.

வெற்றிலையை அரைத்து கீல்வாத வலிகளுக்கும், விதைப்பையில் ஏற்படும் வலி, வீக்கம் முதலியவைகளுக்கு வைத்துக் கட்ட நல்ல பலன் தரும்.

கம்மாறு வெற்றிலைச் சாறு 15 மி.லி. அளவு வெந்நீரில் கலந்து கோடுக்க வயிற்று உப்புசம், மந்தம், சன்னி, சீதளரோகம், தலைவலி, நீர் ஏற்றம் வயிற்று வலி குணமாகும்.

வெற்றிலையில் சிறிது ஆமணக்கு எண்ணெய் தடவி லேசாக வாட்டி கட்டிகளின் மேல் வைத்துக்கட்டி வர கட்டிகள் உடைந்து சீழ் வெளிப்படும். சிறப்பாக இதை இரவில் கட்டுவது நல்லது.

சுக்கு, மிளகு, திப்பிலி சம அளவு கலந்த திரிகடுக சூரணத்துடன் வெற்றிலைச் சாறு தேன் கலந்து சாப்பிட ஆஸ்துமா குணமாகும். 5 கிராம் சூரணம்+10 மி.லி. வெற்றிலைச்சாறு தேன் 10 கிராம் கலந்து காலை, மாலை நோயிக்குத் தக்க வாறு 48-96 நாள் சாப்பிட வேண்டும்.

குழந்தை பெற்ற பின்னர் தாய்க்கு அதிகமாக பால் சுரக்க வெற்றிலையை சிறிது ஆமணக்கு எண்ணெய் விட்டு வதக்கி மார்பில் வைத்துக் கட்டி வர தாய்பால் அதிகமாகச்சுரக்கும்.

வெற்றிலைச் சாறு நான்கு துளி காதில் விட எழுச்சியினால் வரும் வலி குணமாகும்.

விடாது மூக்கில் ஒழுகும் சளிக்கும் வெற்றிலைச்சாற்றை மூக்கில் விட குணமாகும்.

ஒரிசாவில் சில பகுதிகளில் பெண்கள் குழந்தைகள் பிறக்காமல் தடுக்க 10 கிராம் வெற்றிலை வேரையும், மிளகையும் சம அளவு வைத்து அரைத்து 20-40 நாட்கள் சாப்பிட்டு வருகிறார்கள்.

வெற்றிலையின் வேரை சிறுதளவு எடுத்து வாயிலுட்டு மென்று வர குரல் வளம் உண்டாகும். எனவே இசைக்கலைஞர்கள் இதனை அதிகம் பயன்படுத்துகிறார்கள்.

நுரையீரல் சம்பந்தமான நோய்களிக்கு வெற்றிலைச்சாறும், இஞ்சிச் சாறும் சம அளவு கலந்து அருந்திவர நன்மை ஏற்மடும்.

சிறுவர்களுக்கு அஜீரணத்தைப் போக்கி பசியைத் தூண்ட வெற்றிலையோடு மிளகு சேர்த்து கஷாயம் செய்து கொடுத்து வரலாம்.

"வெற்றிலைக்கு முன்னம் பெறும் பாக்கை வாயிலிட்டால்
குற்றமுறும் உறவோர் கூட்டம்போம்-வெற்றிலையை
முன்னிட்டுப் பாக்கருந்த மூதறிவோர் தம் மார்பின்
மன்னிட்டு வாழும் பூ மாது

அடைக்காய் தின்பதில் ஊறுமுதல் நீர் நஞ்சாம்
அதி பித்தம் இரண்டாவதூறு நீரே
கடையமிர்தம் மூன்றாவதூறு நீர் தான்
கனமதுர நான்காவதூறு மந்நீர்
மடையெனவே ஐந்தாறிற் சுரந்துள் ஊறி
வருநீர் களைச் சுகித்து
தடையுருப் பித்தமொடு மந்த நோயும்
தளர்பாண்டு நோயும் உண்டாம் தரம் சொன்னோம்."

எழுத்தாணிப் பூண்டு

1. மூலிகையின் பெயர் -: எழுத்தாணிப் பூண்டு.

2. தாவரப் பெயர் -: PRENANTHES SARMENTOSUS.

3. தாவரக்குடும்பம் -: COMPOSITAE.

4. வேறு பெயர் -: முத்தெருக்கன் செவி என்பர்.

5. பயன்தரும் பாகங்கள் -: செடியின் இலை மற்றும் வேர்.

6. வளரியல்பு -: எழுத்தாணிப் பூண்டு ஒரு குறுஞ்செடி. பற்களுள்ள, முட்டை வடிவ, காம்புள்ள இலைகளையும், உருண்ட தண்டுகளில் (எழுத்தாணி போன்ற) நீல நிறப் பூக்-களையும் உடைய நேராக வளரும் செடி.. எல்லா வழமான இடங்களிலும் வளரும். நஞ்சை நிலங்களில் வரப்புகளில் தானே வளர்வது. இதற்கு முத்தெருக்கன் செவி என்ற பெய-ரும உண்டு. மல மிளக்கும் குணமுடையது. விதைகள் மூலம் இனப்பெருக்கும் செய்கிறது. தமிழ் நாட்டில் எங்கும் காணப்படும்.

7. மருத்துவப் பயன்கள் -: எழுத்தாணிப்Vபூண்டின் இலைகள்
5-10 கிராம் எடுத்து நன்கு அரைத்துச் சற்று தாராளமாக மலம் போகும் அளவாகக் காலை, மாலை கொடுத்துவரக் குடல் வெப்பு நீங்கிப் புண் ஆறும். சீதபேதி குணமாகும்.

இதன் இலைச்சாற்றுடன் சமன் நல்லெண்ணைய் கலந்து பதமுறக் காய்ச்சி உடம்பில் தடவி வரச் சொறி, சிரங்கு முதலியவை குணமாகும்.

இதன் 5 கிராம் வேரை பாலில் அரைத்துக் கலக்கி வடி-கட்டிக் காலை, மாலை உண்டு வர மார்பகம் வளர்ச்சியுறும். கரப்பான், பருவு, பிளவை ஆகியவை தீரும்.

"பழமலங்கள் சாறும் பருங்குடற்சீ தம்போ
மெழுமலச்சீ கக்கடுப்பு மெகு-மொழியாக்

கரப்பான் சொறிசிரங்குங் காணா தகலு
முரப்பா மெழுத்தாணிக் கோது.”

பொருள் -: எழுத்தாணிப் பூண்டுக்கு பழ மலக்கட்டு, குடலின் சீதளம், கிரகணி, கரப்பான், புடை, சிரந்தி போம் என்க.

காட்டாமணக்கு

1. மூலிகையின் பெயர் -: காட்டாமணக்கு.

2. தாவரப்பெயர் -: JATROPHA CURCAS.

3. தாவரக்குடும்பம் -: EUPHORBIACEAE.

4. பயன்தரும் பாகங்கள் -: இலை,பால், பட்டை, எண்ணெய் ஆகியவை.

5. வேறுபெயர்கள் -: ஆதாளை, எலியாமணக்கு ஆகியவை.

6. வகைகள் -: ஜெட்ரோபா சிளான்டிலிட்டரா, ஜெ.காசிப்பிட்டோலியா, ஜெ.பட்டாரிக்கா போன்றவை.

7. வளரியல்பு -: காட்டாமணக்கு சுமார் 5 மீட்டர் உயரம் வரை வளர்க்கூடிய சிறிய மரம். இது வெப்ப மண்டலம் மற்றும் மித வெப்ப நாடுகளில் நன்றாக வளர்க்கூடியது. தமிழ் நாட்டில் பெரும்பாலான கிராமங்களில் வேலிக்காக இது பயிர் செய்யயப்படுகிறது. இது 30-35 வருடங்கள் வரை வளர்ந்து பயன் தரக்கூடியதாகும் இது தென் அமெரிக்காவை தாயகமாகக் கொண்டு பின்னர் போர்த்து கீசியர்களால் ஆப்பிரிகா மற்றும் ஆசிய நாடுகளிக்கு கொண்டு வரப்பட்டவை. வரட்சியைத் தாங்கி வளர்க்கூடிய பயிராக இருப்பதாலும் தரிசு நிலங்களில் பயிரிடக் கூடிய பயிராகக் கருதப்படுகிறது. இதன் இலைகள் நன்கு அகலமாக விரிந்து 3-5 பிளவுகளை நுனியில் கொண்டதாகவும் நல்ல கரும்பச்சை நிறத்திலும் இருக்கும். 8 செ.மீ. நீளமும் 6 செ.மீ.அகலமும் உடையதாக இருக்கும். இதன் மலர்கள் கொத்தாகப்பூக்கும் தன்மையுடையது. இதன் தண்டு மிருதுவாகவும் 6 செ.மீ.முதல்

23 செ.மீ.வரை நீளமுடையதாகும். பூக்கள் மஞ்சள் கலந்த பச்சை நிறத்தில் இருக்கும். பொதுவாக வெப்பமான காலங்கஎில் பூக்கும் காய்கள் கரு நீல நிறத்திலும் பெரிதாக இருக்கும். ஒரு கொத்தில் சுமார் 10 க்கு மேலான காய்கள் இருக்கும். காய்கள் பச்சை நிறத்திலிருந்து 4 மாதங்களில் மஞ்சளாக மாறி விதைகள் முற்றி வெடிக்கும். விதையிலிருக்கும் வெள்ளையான சதையிலிருந்து பயோ டீசல், எண்ணெய், புண்ணாக்கு கிளிசரால் கிடைக்கும்.

8. மருத்துவப் பயன்கள் -: இலை தாய் பாலையும் உமிழ் நீரையும் பெருக்கும், பால் இரத்தக்கசிவை நிறுத்தவும், சதை நரம்பு வீக்கத்தைக் குறைக்கவும் பயன்படும். இது சோப்புத் தயாரிக்கவும், இதில் 'ஜெட்ரோபைன்' எனப்படும் ஆல்க்கலாய்டு புற்று நோய் எதிர்ப்பிற்கும், தோல் வியாதிகளுக்கும் கால்நடைகளின் புண்களுக்கும் ஈக்களினால் உண்டாகும் தொல்லைகளுக்கும் மருந்தாகப் பயன்படுகிறது. இயற்கை பூச்சிக் கொல்லியாகவும், உராய்வு காப்பு பொருள் தயாரிக்கவும், உருவமைப்பு செய்யும் பொருட்களுக்கும், அழகு சாதனப் பொருட்களாகவும் மின் மாற்றி எண்ணெயாகவும் நீண்ட தொடர் எரிசாராயமாகவும், தோல் பதனிடவும், ஒரு வகை பிசின் தயாரிக்கவும், நூற்பாலைகளில் பயன்படும் எண்ணெயாகவும் தீ தடுப்பு சாதனங்களாகவும் பயன்படுகிறது. மேலும் இந்த மரத்தின் பட்டையிலிருந்து எடுக்கப்படும் கருநீல வண்ணம் துணிகளுக்கும், மீன் வலைகளுக்கும் நிறம் கொடுப்பதற்குப் பயன்படுகிறது. காட்டாமணக்கு இலைகள் பட்டுப்பூச்சிகளுக்கு உணவாகப்பயன்படுகிறது.

இலையை வதக்கி மார்பில் கட்டப் பால் சுரக்கும். ஒரு படி நீரில் ஒரு பிடி இலையை போட்டு வேகவைத்து இறக்கி இளஞ்சூட்டில் துணியில் தோய்த்து மார்பில் ஒத்தடம் கொடுத்து, வெந்த இலைகள் வைத்துக் கட்டப் பால்சுரப்பு உண்டாகும்.

விளக்கெண்ணையில் வதக்கிக் கட்டக் கட்டிகள் கரையும் வலி அடங்கும்.

இளங்குச்சியால் பல் துலக்கப் பல் வலி, பல் ஆட்டம், இரத்தம் சொரிதல் தீரும்.

காட்டாமணக்கு எண்ணெயுடன் தேங்காய் எண்ணெய் கலந்து பூச புண், சிரங்கு ஆறும்.

பாலை வாயில் கொப்பளிக்க வாய்புண் ஆறும். பாலைத் துணியில் நனைத்து இரத்தம் கசியும் புண்களில் வைக்க இரத்தப் பெருக்கு நிற்கும். புண் சீழ் பிடிக்காமல் ஆறும்.

வேர்ப்பட்டையை நெகிழ அரைத்துச் சுண்டைக்காயளவு பாலில் கொடுத்து வரப் பாண்டு, சோகை, காமாலை, வீக்கம், வயிற்றுக் கட்டி, பெருவயிறு, குட்டம் ஆகியவை தீரும்.

செம்பருத்திப்பூ

1. மூலிகையின் பெயர் -: செம்பருத்திப்பூ.

2. தாவரப் பெயர் -:GOSSYPIUM INDICUM-RED FLOWER.

3. தாவரக்குடும்பம் -: MALVACEAE.

4. பயன்தரும் பாகங்கள் -: பூ, விதை, இலை, பிஞ்சு காய் மற்றும் பஞ்சு, முதலியன.

5. வளரியல்பு -: செம்பருத்திப்பூச் செடி தமிழ் நாட்டில் எல்லா இடங்களிலும் வளரக்கூடியது. கரிசல் மண்ணில் நன்கு வளரும். வரட்சியைத் தாங்கக் கூடியது. எதிர் அடுக்கில் அகலமான இலைகளையுடையது. கிழைகள் அதிகமாக இருக்கும். பருத்திச் செடி போன்று பிஞ்சு காய்கள் விட்டு முற்றி வெடித்துப் பஞ்சு விடும். பூக்கள் அடுக்காக இழஞ்சிவப்பு நிறத்தில் இருக்கும். செடிகளை ஆரடிக்கு மேல் வளரக்கூடியது. நீண்ட காலச் செடி.. இது விதை மூலம் இனப் பெருக்கும் செய்யப்படுகிறது.

6. மருத்துவப் பயன்கள் -:

'செம்பருத்திப் பூவழலைத் தீயரத்த பிடித்த த்தை
வெம்பு வயிற்றுக்கடுப்பை வந்துவைநீர்த்-தம்பனசெய்
மேகத்தை வெட்டயை விசூசி முதற் பேதியையும்
டாகத்தை யொட்டிவிடுந்தான்.'

செம்பருத்திப்பூ தேக அழற்சி, ரத்த பித்த ரோகம், உதி-ரக்கடுப்பு, சலமேகம், வெள்ளை, விசூசி முதலிய பேதிகள் தாகம் இவற்றை நீக்கும்.

முறை -: செம்பருத்திப் பூவின் இதழகளை வேளைக்கு 1-1.5 தோலா எடை அரைத்துக் கற்கமாகவாவது அல்லது பாலில் கலக்கிப் பானமாகவாவது தினம் 2 வேளை 5 நாள் கொடுக்க இரத்தப் பிரமேகம், வெள்ளை, இரத்த வாந்தி, உட்கொதிப்பு முதலியன குணமாகும்.

இதன் இலையை அரைத்துச் சிறு கொட்டைப் பாக்களவு பாலில் கலக்கி தினம் 2 வேளை 5 நாள் கொடுக்க இரத்-தப்பிரமேகம், வெள்ளை, இரத்த வாந்தி, உட்கொதிப்பு முத-லியவைகள் குணமாகும்.

இதன் பிஞ்சுக் காயை முன் போல் அரைத்துக் கொட்-டைப் பாக்களவு மோரில் கலக்கித் தினம் 2 வேளை 3 நாள் கொடுக்கச் சீதபேதி, ரத்த பேதி முதலியன குணமாகும்.

இதன் பஞ்சு கெட்டியான நூல்கள் செய்ய மட்டுமே பயன் படும்.

பப்பாளி

1. மூலிகையின் பெயர் -: பப்பாளி.

2. தாவரப்பெயர் -: CARICA PAPAYA.

3. தாவரக்குடும்பம் -: CARUCACEAE.

4. பயன்தரும் பாகங்கள் -: இலை, காய், பால், மற்றும் பழம். முதலியன.

5. வளரியல்பு -: பப்பாளி தமிழகமெங்கும் பரவலாக வளர்க்கப்படுகிறது. எல்லாவகை மண்களும் ஏற்றது. நீண்ட குழல் வடிவ காம்புகளில் பெரிய அகலமான கைவடிவ இலைகளை உச்சியில் மட்டும் கொண்ட மென்மையான கட்-டையுடைய பாலுள்ள மரம். கிளைகள் அரிதாகக் காணப் பெறும். பெரிய சதைக் கனியை உடையது, பழம் உருண்-டையாகவும், நீண்டும் இருக்கும். ஆண் மரம் பெண் மரம் என்று உண்டு. அயல் மகரந்தச் சேர்க்கையில் அதிக பழங்-

கள் விடும். பல்லாண்டுப் பயிர். ஒரு ஏக்கருக்கு 1000 நாற்றுக்கள் தேவைப்படும். இது நடும்பொழுது 8 அடிக்கு 8அடி இடைவெளி விட்டு 2 X 2 X 2 அடி ஆழக் குழிகள் வெட்டி உரமிட்டு நட வேண்டும் வாரம் ஒரு முறை தண்ணீர் பாச்ச வேண்டும். 10 மதத்தில் பலன் கொடுக்கும் இது 700 கிலோ இலைகள் 5000 கிலோ காய்கள் கிடைக்கும். இலைப்புள்ளி நோய், இலைக் கருகல் நோய் வந்தால் மருந்தடிக்க வேண்டும். பதப்படுத்த நிழலில் 4 நாட்கள் உலர வைக்க வேண்டும். பப்பாளிக் காயிலிருந்து கீறி விட்டு பால் எடுத்து அதைப் பக்குவப் படுத்தி மருந்துக்குப் பயன் படுத்ததுகிறார்கள். இதில் முக்கிய வேதியப் பருள்கள் கார்பன், கார்போசைடு மற்றும் பப்பேன் உள்ளன. இதில் வைட்டமின் ஏ மற்றும் ஈ உள்ளன. வருட செலவு ரூ.30,000 ஒரு வருடத்திற்கு வரவு ரூ.70,000 ஆக வருட வருமானம் ரூ.40,000. கோவையில் செந்தில் பப்பாயா நிறுவனம் நாற்றுக் கொடுத்து அதன் பாலை விலைக்கு எடுத்துக் கொள்கிறார்கள். விவசாயிகள் நல்ல பயன் அடைகிறார்கள்.

6. மருத்துவப் பயன்கள்-: பப்பாளி வயிற்றுப் புழுக்கொல்லுதல், தாய்பால் பெருக்குதல், மாதவிலக்கைத் தூண்டுதல், நாடி நடையை உயர்த்தி உடலுக்கு வெப்பம் தருதல், மலத்தை இளக்கி மலச்சிக்கலைப் போக்குவது. சிறுநீர்ப பெருக்குவது கொழுப்பைக் கரைத்து உடலை இளைக்க வைப்பது.

பப்பாளி பாலை விளக்கெண்ணையில் கலந்து கொடுக்க வயிற்றுப் பூச்சிகள் நீங்கும்.

பெரியோர் 30 துளி விளக்கெண்ணெய் + 60 துளிப் பால்

இளைஞர் 60 துளி விளக்கெண்ணெய் + துளிப் பால்.

சிறுய குழந்தை 15 துளி விளக்கெண்ணெய் + துளிப் பால்.

வயிற்றை இழுத்துப் பிடித்து வலிப்பது குன்மம் எனப்படும். காயின் பாலை சேகரித்துக் காய்ச்சினால் பொடித்து உப்பாகி விடும். இந்த உப்பில் ஒரு கிராம் அளவு நெய் கலந்து சாப்பிட பித்த குன்மம், பிறவயிற்றுவலி, வாய்வு,

வயிற்றுப் புண் குணமாகும்.

இதன் பாலை தேங்காய் நெய்யில் கலந்து தடவ வாய்-புண், உதட்டுப்புண் குணமாகும். இப்பாலுடன் பொரித்த வெங்காரம் சேர்த்துத் தடவ வேர்க்குரு குணாகும். மண்-டைக்கரப்பான், சொறிக்கு படிகாரத்துடன் இப்பாலை மத்தி-துப் போட குணமடையும்.

பப்பாளிக்காயைச் சமைத்து வாரம் மூன்று நாள் உண்டு வரத் தடித்த உடம்பு குறையும். பழம் நாளும் ஒரு துண்டு சாப்பிடலாம். தாய்ப் பால் பெருகும்.

மாத விலக்கில் தடை இருந்தால் பப்பாளிப் பழம் சாப்-பிட்டால் நீங்கும். ஓரிரு மாதக்கருவும் கலையும். விதையைத் தூள் செய்து 5 கிராம் வெல்லத்தில் சாப்பிட கரு கலையும். தடைபட்ட விலக்கு வெளியைறும்.

புலால் செய்வோர் 2-3 துண்டு பப்பாளிகாயைப் போட்டு வேக வைத்தால் எளிதில் வேகும். பதமாகவும் சுவேயாகவும் இருக்கும்.

நாள்தோறும் 1 துண்டு பப்பாளிப் பழம் சாப்பிட்டு வர கல்லீரல், மண்ணீரல், வீக்கம் குறையும். செரிபாற்றல் பெரு-கும் குன்மம், ரணம், அழற்சி, வயிற்றுப் பூச்சி, மலச்சிக்கல், சிறுநீர்பாதை அழற்சி ஆகியவை தீரும்.

பல்லரணையால் வீக்கம் ஏற்பட்டு வலி இருந்தால் பாலைத் தடவ கரைந்து குணமடாயும். பழம் அதிக அளவில் சாப்பிட்டால் வயிற்றுக்கடுப்பு வரும்.

பாவட்டை

2. தாவரப்பெயர் -: PAVETTA INDICA.

3. தாவரக்குடும்பம் -: RUBIACEAE.

4. பயன்தரும் பாகங்கள் -: இலை, தண்டு. காய், வேர் முதலியன.

5. வேறு பெயர்கள் -: Bride's bush, Christmes bush.

6. வளரியல்பு -: பாவட்டை எப்பொழுதும் பச்சையாக இருக்கும் ஒரு புதர். தமிழகத்தில் எல்லாப் பகுதிகளிலும் புதர் காடுகளிலும், பெருங்காடுகளிலும் தானே வளர்கிறது. பெல்லிய காம்புள்ள இலைகளை எதிரடுக்கில் கொண்ட குறுஞ்செடிப் பதர். கொத்தான வெண்ணிற மலர்களை உச்சுயில் கொண்டது. இது நவம்பர் டிசம்பர் மாதங்களில் பூக்கும். இது 2 அடி முதல் 4 அடி உயரம் ஒரை வளரக்கூடியது. இலை 6-15 செ.மீ. நீளம் இருக்கும். இதன் வெண்மையான பூக்கள் பூச்சிகளைக் கவரும்.. பச்சையான காய்கள் முதிர்ந்து கருப்பு நிரமாக இருண்டையாக இருக்கும். இது 6 மி.மீ. விட்டத்தைக் கொண்டது. ஆசியா, ஆப்பிருக்கா மற்றும் ஆஸ்திலேங்ியாவில் அதிகமாகக் காணப்படும். இது விதை மூலம் இனப்பெருக்கும் செய்யப்படுகிறது.

7. மருத்துவப் பயன்கள் -: பாவட்டை வேர் அல்லது இலை, கொன்றை, சிற்றாமுட்டி, வேலிப்பருத்தி இவற்றின் வேர், மிளகு, ஓமம் வகைக்கு10 கிராம் இடித்து 4 லிட்டர் நீரிலிட்டு அரை லிட்டராகக் காயச்சி வடித்து வேளைக்கு 30 மி.லி யாக தினம் 3 வேளை கொடுத்து வர வாத சுரம் போகும்.

பாவட்டை வேர், பூலாப்பூ சமனளவு அரைத்துக் கனமாகப் பூச அரையாப்புக் கட்டிகள் கரையும்.

பாவட்டைக் காயை சுண்டைக் காய் போலக் குளம்புகளில் சேர்த்து உண்டு வர வாத, கப நோய்கள் விரைவில் குணமாகும்.

பாவட்டை இலையை வதக்கி வாத வீக்கம், வலி ஆகியவற்றிக்கு இளஞ்சூட்டில் வைத்துக் கட்ட அந்நோய்கள் குணமாகும்.

‘ வாத சுரந்தணியம் வாயரிசி யேகிலிடுஞ்
சீதக் கடுப்பகலுந் தேமொழியே-வாதபுரி
பித்தவதி சாரமொடு பேராக் கபமுமறு
முற்றபா வட்டங்காய்க்கு ’ .

பாவட்டக் காயிக்கு வாதசுரம், அரோசகம், சிதக் கடுப்பு, பித்தாதி சுரம், சிலேஷ்ம தோஷம் நீங்கும் என்க.

இந்த காயக்கு முத்தோஷங்களையும் கண்டிக்கின்ற குணமுண்டு, இதனை வாத சுரங்களுக்குச் சித்தப்படுத்தும் படியான கியாழங்களில் சிறிது சேர்த்துப் பாகப் படுத்தலாம். இன்னும் பச்சைச் சுண்டக் காயை எப்படி குழம்புகளில் உபயோகப் படுத்துகிறார்களோ அப்படியை இதனையும் உபயோகப்படுத்துகிறார்கள். இதனால் கப சம்பந்தமான ரோகங்கள் வாத சம்பந்தமான ரோகங்கள் விரைவில் குண-மடையும்.

' சீதவா தங்களறுந் தீபனமோவண்டாகும்
வாதங் கப்மொழியும் வார்குழலே-போதவே
ஆவட்டத் தாகடி மற்றுவடுந் தோஷம் போம்
பாவட்டைப் பத்திரிக்குப்பார். '

பாவட்டை இலையால் சிலேஷ்ம வாதம், வாதகப தோஷம் ஆயாசம் தாபசுரம், திரி தோஷம் ஆகியவை போம். பசியுண்டாம் என்க.

சர்கரைத்துளசி.

1. மூலிகையின் பெயர் -: சர்கரைத்துளசி.
2. தாவரப்பெயர் -: STEVIA REBAUDIANA.
3. தாவரக்குடும்பம் -: COMPOSITAE.
4. பயன்தரும் பாகங்கள் -: இலை மற்றும் தண்டு.
5. வேறு பெயர்கள் -: "HONEY-LEAF", "SWEET LEAF", "SWEET-HERB". போன்றவை.
6. வளரியல்பு -: சர்கரைத்துளசியின் பிறப்பிடம் தென் அமரிக்கா. அங்கு இயற்கை விஞ்ஞானியான ANTONIO BERRONI என்பவர் 1887ல் இந்த சர்கரைத்துளசியைக் கண்டுபிடித்தார். பாராகுவே மற்றும் பிரேசில் அதிகமாக வளர்க்கப்பட்டது. பின் வட அமரிக்கா, தென் கலிப்போர்-னியா மற்றும் மெக்சிகோவில் அதிகம் வளர்க்கப்பட்டது. பின் ஜப்பானில் கோடைகாலத்தில் 32F-35F சீதோஸ்ணத்-தில் வளர்க்கப்பட்டது. பின் எல்லா நாட்டிற்கும் பறவிற்று.

இதை விதை மூலமும் கட்டிங் மூலமும் இனப் பெருக்கம் செய்யப்பட்டது. முதிர்ந்த விதைகள் கருப்பாக மரக்கலரில் இருக்கும். இதன் முழைப்புத் திறன் மிகவும் குறைவு. சர்க்கரைத்தளசி 2 அடி முதல் 3 அடி உயரம் வரை வளரக்கூடியது. மண் பாதுகாப்பில் இதற்கு இயற்கை உரம், மக்கிய தொழு உரம் தான் இட வேண்டும் இது மணல் கலந்த களிமண்ணில் நன்கு வளரக்கூடியது. இராசாயன உரம் இடக்கூடாது. இதன் ஆணிவேர் நன்கு ஆளமாகச் செல்லும். இலைகள் அதிகறிக்க நட்ட 3-4 வாரங்கழித்து கொழுந்துகளைக் கிள்ளி விட்டால் பக்கக் கிழைகள் அதிகறித்து இலைகள் அதிகமாக விடும். பூக்களை வெள்ளை நிறத்தில் இருக்கும். தன் மகரந்தச் சேர்க்கையால் விதைகள் உண்டாகும். இலைகள் இனிப்பாக இருக்கும். கலோரி கிடையாது. உலர்ந்த இலைகளைப் பொடியாகச் செய்தால் இனிப்பு அதிகமாக இருக்கும். வியாபார நோக்குடன் பயிரிட நிலத்தை நன்கு உழுது தொழு உரம் இட்டு 3-4 அடி அகல மேட்டுப் பாத்திகள் அமைக்க வேண்டும். உயரம் 4 அங்குலம் முதல் 6 அங்குல உயர்த்த வேண்டும் பின் 10 அங்குலம் முதல் 12 அங்குலம் வரை இடைவெளி விட்டு நாற்றுக் களை நட வேண்டும், பின் தண்ணீர் விடவேண்டும். ஈரப்பதம் தொடர்ந்து இருக்க 3 அங்குலம் முதல் 6 அங்குல மூடாக்கு அமைக்க வேண்டும். பின் 2 வாரத்திற்கு ஒரு முறை தண்ணீர் விட வேண்டும். செடிகள் நன்கு வளர்ந்து பூக்கும் போது இலைகளைப் பறிப்பது சாலச் சிறந்தது. இலைகளை வெய்யிலில் 8 மணி நேரம் உலர வைத்து எடுத்துப் பதுகாக்க வேண்டும். முதிர்ந்த இலைகளைப் போடியாக அரைத்து எடுத்து கண்ணாடி குடுவைகளில் பாதுகாப்பார்கள்.

7. மருத்துவப் பயன்கள் -: சர்கரைத்துளசியின் இலைகள், தண்டுகள் சர்கரை போன்று இனிப்பாக இருக்கும். இதில் கலோரீஸ் எதுவும் கிடையாது. அதனால் இதை சர்கரை வியாதியைக் குணப்படுத்த இதை அதிகமாகப் பயன் படுத்திகிறார்கள். இதிலிருந்து மாத்திரைகள் செய்கிரார்கள்,

எண்ணெய் எடுக்கிறார்கள் பொடியாகவும், பச்சை இலையா-கவும் மருத்துவத்தில் பயன் படுத்துகிராகள். இதன் பொடியை காபி, டீ மற்றும் சோடாக்களில் பயன் படுத்திகிறார்கள். இந்த இலை இனிப்பில் சர்கரையைவிட 30 மடங்கு அதி-கம். இதனால் வயிற்றுப் போக்கு மற்றும் சிறு வியாதிகள் குணமடைகின்றன. இது ‘பிளட் சுகர்,’ இரத்த அழுத்தம் குறைவாக இருப்பது போன்ற வியாதிகளைக் குணப்படுத்தும். இதையையே ஜப்பானில் வயிற்று உப்பல், பல் வியாதிகளுக்-குப் பயன் படுத்துகிறார்கள். இது ‘ஏண்டி பாக்டீரீயாவாகப்’ பயன் படுகிறது. இது சர்கரைக்கு மாற்றாக உள்ள ஒரு நல்ல மூலிகையாகும்.

ஆவாரை

1. மூலிகையின் பெயர் -: ஆவாரை.

2. தாவரப்பெயர் -: CACSIA AURICULTA.

3. தாவரக்குடும்பம் -: CAESALPINIACEAE.

4. பயன்தரும் பாகங்கள் -: இலை, பூ, காய், பட்டை, பிசின், வேர் ஆகிய அனைத்தும் மருத்துவப் பயனுடை-யவை.

5. வளரியல்பு -: ஆவாரை தமிழகமெங்கும் அனைத்து-வகை நிலங்களும் ஏற்றவை. எல்லா இடங்களிலும் தானே வளர்கிறது. வியாபார நோக்குடனும் பயிரிடுகிறார்கள். பழிச்-சிடும் மஞ்சள் நிறப் பூக்களையுடைய அழகிய குறுஞ்செடி, மெல்லிய தட்டையான காய்களையுடையது. இதன் பட்டைத் தோல் பதனிடப் பயன் படுகிறது. இது ஒரு வருடப் பயிர். வேர் எடுக்காவிட்டால் ஆண்டுக்கணக்கில் உயிருடன் இருக்கும். ஆவரஞ்செடி பயிரிட முதலில் நிலத்தை நன்றாக உழுது உரமிட்டு நீள் பாத்திகள் அமைக்க வேண்டும். ஆவாரை விதைகளை நேரடி விதைப் பெனில் 15 கிலோ-வும், நாற்றங்கால் என்றால் 7.5 கிலோவும் தேவைப்படும். 45 நாட்கள் வயதுடைய நாற்றை நீள் பாத்திகளில் 1.5 அடிக்கு 1.5 அடி இடைவெளியில் நட வேண்டும். பயிர்

தண்ணீருக்குப் பின் 10 நாட்களுக்கு ஒரு முறை தண்ணீர் பாயச்ச வேண்டும். நான்கு மாதங்களுக்கு ஒரு முறை இலைகளைப் பறிக்கலாம். ஒரு வருடத்தில் 2000 கிலோ இலைகள், 250 கிலோ பூக்கள், மற்றும் 500 கிலோ காய்-கள் கிடைக்கும். பதப் படுத்த நிழலில் 5 நாட்கள் உலர-வைக்க வேண்டும் இலைப்புள்ளி, இலைச்சுருட்டு நோய்-கள் வராமல் இருக்க மருந்துக் கொல்லியைப் பயன் படுத்த வேண்டும். செலவு ஒரு வருடத்திற்கு ரூபாய் 12,000 வரவு ஒருவருடத்திற்கு 60,000 ஆக வருமானம் ரூ.48,000 இவை தோராயமானவை.

6. மருத்துவப் பயன்கள் -: ஆவாரை சதை, நரம்பு, ஆகியவற்றை சுருக்கும் தன்மையுடையது. விதை காமம் பெருக்கியாகச் செயல் படும். சர்கறை நோய்க்கு நல்ல மருந்து. உடம்பின் சரும துர் வாடையைப் போக்குவதுடன் நிறமூட்டும்.

இதன் முக்கிய வேதியப் பொருட்கள் -: மர்பட்டையில் டானின்கள் உள்ளன. பீட்டா ஸிஸ்டீரால் மற்றும் கெம்ப்-பெரால் பூக்களில் உள்ளன. இலைகளில் 3 வகை கீட்டோ ஆல்கஹால்களும் சாமோடிக்கும் உள்ளன. இது தவிர கொரடென்சிடின் மற்றும் ஆரிகுளமாசிடின் உள்ளன.

“ சொல்லுதற்கு மட்டோ தொலையாத மேகநீ
ரெல்லா மொழிக்கு மெருவகற்று — மெல்லவச
மாவாரைப் பம்பரம் போல் லாட்டுத் தொழிலணங்கே
யாவாரை மூலியது.”

ஆவாரை செடியானது சர்வ பிர மேக மூத்திர ரோகங்-களையும் ஆண்குறி எரிவந்தத்தையும் குணமாக்கும்.

முறை -: அரைப்பலம் ஆவாரம் பட்டையை நன்றாய் இடித்து ஒரு மட்கலயத்தில் போட்டு அரைப்படி சலம் விட்டு அடுப்பில் வைத்து சிறுக எரித்து வீசம் படியாகச் சுண்டக் காய்ச்சி வடிகட்டி தினம் இரு வேளை 1.5 அவுன்ஸ் வீதம் கொடுத்துவர மது மேகம், ரத்த மூத்திரம், பெரும்பாடு, தாகம் இவை போம். இதனுடன் இதர சரக்குகளைக் கூட்டி லேகி-

யமாகவும், சூரணமாகவும் கியாழமாகவும் கொடுப்பதுண்டு.

பூச்சூரண்த்தையோ, பூவைக் குடிநீராக்கிப் பாலில் கலந்தோ, இதழ்களைக் கறிக்கூட்டாகவோ நாள் தோறும் பயன் படுத்த மேக வெட்டை, தேக உட்சூடு, உடல் நாற்றம், உடலில் உப்புப் பூத்தல் வரட்சி, ஆயாசம் நீங்கும். உடலுக்குப் பலத்தைத் தரும், தேகம் பொன்னிறமாகும்.

ஆவாரையின் பஞ்சாங்க (வேர், இலை, பட்டை, பூ, காய்) சூரணம் 10 கிராம் வீதம் காலை, மதியம், மாலை வெந்நீருடன் கொள்ள பிரமேகம், மதுமேகம், மித்தாகம், மிகுபசி, உடல் மெலிவு, உடல் எரிச்சல், உடல் முழுதும் வேதனை, பலக்குறைவு, மயக்கம், மூச்சுத் திணறல், ஆகியவை தீரும். 45, 90, 135 நாட்கள் சாப்பிட வேண்டும்.

ஆவரம் பட்டை, கஸ்தூரி மஞ்சள், ஒரு மிளகாய், சிறிது சாம்பராணி, நல்லெண்ணையுடன் (ஆவாரைத் தைலம்) காய்ச்சி, தலை முழுகி மதுமேகம் உடையவருக்கு காணும் தோல் வெடிப்பு, வறட்டசி, எரிச்சில் குணமாகும்.

20 கிராம் பட்டையைப் பொடித்து ஒரு லிட்டர் நீரில் இட்டு 200 மி.லி. யாகக் காய்ச்சி 50 மி.லி. காலை, மாலை குடித்து வர மதுமேகம், சிறுநீருடன் இரத்தம் கலந்து போதல், பெரும்பாடு, தாகம் ஆகியவை தீரும்.

கருவேல்

1. மூலிகையின் பெயர் -: கருவேல்.

2. தாவரப்பெயர் -: ACACIA ARABICA.

3. தாவரக்குடும்பம் -: FABACEAE.

4. வேறு பெயர்கள் -: BABUL.

5. பயன் தரும் பாகங்கள் -: கொழுந்து, இலை, வேர்ப்பட்டை, மரப்பட்டை, மற்றும் பிசின்.

6. வளரியல்பு -: கருவேல் ஒரு கெட்டியான மரம். சுமார் 25 அடி முதல் 30 அடி உயரம் வரை வளரக்கூடியது. தமிழகம் எங்கும் தரிசு நிலங்களிலும், மலைகளிலும் வளரக்கூடியது. வரட்சியைத் தாங்கக் கூடியது. இதன் இலைகள்

இரட்டைச் சிறகமைப்புக் கூட்டிலைகளை யுடையது. இலைகள் கால் அங்குல நீளத்தில் 10 — 12 இலைகளையுடையது, காய் சுமார் 6 அங்குல நீளமுடையது அதில் 8 -12 கொட்டைகள் இருக்கும். இந்த மரத்தில் கிளைகளில் வெண்மையான முட்கள் இருக்கும்.. மரபட்டைகள் வெடித்தும் கருப்பாகவும் மரக்கலராகவும் இருக்கும். மலர்கள் மஞ்சள் நிறமானவை அரை அங்குல விட்டமுடையவை. இவை ஆகஸ்டு, செப்டம்பர் மாதங்களில் பூக்கும். காய்கள் வெண்ணிறமான பட்டை வடிவானவை. விதைகள் வட்ட வடிவமானவை. வெள்ளாடுகள் காய்களை விரும்பிச் சாப்பிடும்.

7.மருத்துவப்பயன்கள் -: கருவேலம் பட்டை சதை நரம்புகளைச் சுருங்கச் செய்யும். பிசின் சளியகற்றி தாதுக்களின் எரிச்சசல் தணிக்கும், காச்சல், வாந்தி, இருதயநோய், நமச்சல், மூலம், வயிற்றுக்கடுப்பு, நுரையீரல் நோய், கிட்னி சம்பந்தமான நோய்கள் குணமடையும். காமம் பெருக்கும், கொழுந்து தாதுக்களின் எரிச்சல் தணித்து அவற்றைத துவளச்செய்யும், சளியகற்றும்.

இலையை அரைத்துப் புண்கள் மீது வைத்துக் கட்ட விரைந்து ஆறும்.

துளிர் இலைகளை 5 கிராம் அளவுக்கு மசிய அரைத்து மோரில் கலக்கிக் காலை மாலையாகக் குடித்து வரச் சீதக் கழிச்சல் வெப்புக் கழிச்சில் பாஷண மருந்து வீறு ஆகியவை தீரும்.

இலையை அரைத்து இரவு தோறும் ஆசனவாயில் வைத்துக் கட்டி வர மூலம் குணமாகும்.

இளம் வேர் 20 கிராம் நன்கு நசுக்கி 1 லிட்டர் நீரில் விட்டு 100 மி.லி. யாகக் காய்ச்சி வடிகட்டி 25 மி.லி. யாக காலை மாலை சாப்பிட்டடு வர இரத்தக் கழிச்சல், வெப்புக் கழிச்சல், பசியின்மை தீரும்.

பட்டைக் குடிநீரைக் கொண்டு வாய்க் கொப்பளிக்க வாய்ப்புண், பல்லீறு அழுகல், பல்லாட்டம் ஆகியவை குணமாகும்.

கருவேலம்பட்டை, வதுமைக் கொட்டைத் தோலும் சமன-ளவு கருக்கிப் பொடித்துப் பல் தேய்த்து வரப் பல்லீறுகளில் உள்ள புண், பல் கூச்சல், பல்வலி, பல்லாட்டம் ஆகியவை தீரும்.

யாராவது நஞ்சு உட்கொண்டு விட்டால் அதை முறித்து உயிருக்கு மோசம் ஏற்படாமல் காக்க க்கூடிய சக்தி வாய்ந்-தது கருவேலமரத்துக் கொழுந்து இலை. ஒரு கைப்பிடியளவு கருவேலங் கொழுந்தைக் கொண்டு வந்து சுத்தம் பார்த்து, அம்மியில் வைத்து தயிர் விட்டு மை போல் அரைத்து ஒரு டம்ளர் பசும் பாலில் கலந்து உடனே கொடுத்து விட்டால் நஞ்சு முறியும். நஞ்சு உண்டவர்கள் உயிர் பிழைப்பார்கள்.

கருவேலம் பிசினை நெய்யில் வறுத்துப் பொடித்து 2 கிராம் காலை மாலை சாப்பிட்டு வரத் தாது பலப்படும். இருமல் தீரும். வயிற்றுப்போக்கு நிற்கும்.

கொள்ளுக்காய் வேளை

1. மூலிகையின் பெயர் -: கொள்ளுக்காய் வேளை.

2. தாவரப்பெயர் -: TEPHRUSIA PURPUREA.

3. தாவரக்குடும்பம் -: FABACEAE.

4. வேறு பெயர்கள் -: சிவ சக்தி மூலிகை. Wild Indigo.

5. பயன் தரும் பாகங்கள் -: இலை, வேர்,பட்டை, விதை முதலியன.

6. வளரில்பு -: கொள்ளுக்காய் வேளை கொழுஞ்சி வகையைச்சேர்ந்தது. இதன் பிறப்பிடம் ஆஸ்திரேலியா-மடகாஸ்கர், பின் ஆப்பிரிக்கா, ஆசியா, இந்தியத் தீவுகள், ஓமன்,தென் அரேபியா, ஏமன் வட அமரிக்கா தென் அமரிக்காவில பிரேசில் போன்ற நாடுகளில் காணப்பட்டது. தமிழ் நாட்டில் சாலையோரங்களில் தானாக வளரும் சிறு செடியினம். நெல்லிற்கு அடியுரமாகப் பயன்படும். இது சிற-குக் கூட்டிலைகளையும் உச்சியில் கொத்தான செந்நீல மலர்களையும், தட்டையான வெடிக்கக்கூடிய கனிகளையும்

உடைய தரிசு நிலங்களிலும் காணப்படும் சிறு செடி.. இது சிறந்த மருத்துவ குணமுடையது. எதிர்பாற்றலும் ஊட்டமும் கொடுக்கக்கூடியது. விதை மூலம் இனப் பெருக்கம் செய்-யப்படுகிறது.

7.மருத்துவப் பயன்கள் -: இதன் வேர், பட்டை, இலை, விதை ஆகியவை மருத்துவப் பயனுடையது. கோழையகற்-றுதல், மலத்தை இளக்கும், தாது ஊக்கமூட்டும், சீதமகற்றும், பூச்சியை வெளியேற்றும். வாயுவை நீக்கும். நரம்பு மண்ட-லத்தை ஊட்டமுடைய தாக்கும், விடத்தை முறிக்கும், குடல் புண் குணமாகும், சிறுநீர் பெருக்கும், வீக்கக் கட்டிகளைக் கரைக்கும், ஆஸ்த்துமாவைப் போக்கும், இரத்த மூலவியா-தியைப் போக்கும், மேக வயாதி, இருதய நோய், குட்டம் ஆகிய வியாதிகளைக் குணமாக்க வல்லது.

இதன் வேரை இடித்துச் சூரணமாகச் செய்து உக்கா அல்லது சிலிமியில் வைத்து நெருப்பிட்டுப் புகையை உள்-ளுக்கு இழுக்க அதிக கபத்தினாலுண்டான இருமல், இரைப்பு, நெஞ்சடைப்பு இவை போம்.

இதன் வேருடன் சம அளவு மஞ்சள் கூட்டி அரிசி கழுவி எடுத்த சலம் அல்லது பசுவின் பால் விட்டு அரைத்-துக் கண்ட மாலையினாலுண்டான வீக்கத்திற்குப் போடக் குணமாகும்.

10 கிராம் வேருடன் 5 கிராம் மிளகு சிதைத்து அரை லிட்டர் நீரிலிட்டு 100 மில்லியாக்க் காச்சி 50 மி.லி. அளவாகக் காலை மாலை தினம் இரு வேளை 5 அல்லது 7 நாள் கொடுக்கப் பித்த சம்பந்தமான ரோகங்கள், மண்-ணீரல், கல்லீரல், குண்டிக்காய் இவற்றில் உண்டான வீக்கம், வயிற்று வலி, அஜீரணப்பேதி ஆகியவை போம்.

இதன் 2 கிராம் வேரை மோர் விட்டு அரைத்துக் கொடுக்க வீக்கம், பாண்டு, இரத்தக் கெடுதலினாலுண்டாகும் முகப்பரு, கட்டி, இராஜப் பிளவை முதலியன குணமாகும்.

இதன் வேரைக் கியாழமிட்டு உள்ளுக்குக் கொடுக்க குன்மம், போம். இந்த கியாழத்தைக் கொண்டு வாய் கொப்-பளித்து வர வாய் ரணம், பல் வலி ஆகியவை தீரும்.

' வாதமிக்க தென்பார்க்கும், வாய்வறட்சி என்பார்க்கும்
மீதந்த மூல நோய் என்பார்க்கும் — ஓதமுற்ற
கொள்ளுக்காதார கபந்தோன்றிய தென்பார்க்குமொரு
கொள்ளுக்காய் வேளை தனைக் கூறு ! '

———பதார்த்த குண சிந்தாமணி.

கொள்ளுக்காய் வேளையினால் வாதாதிக்கமும் நாவறட்சியும், தந்த மூல நோயும், சொள்ளுவடியச் செய்கின்ற கபமும் போம் என்க.

இதன் வேரை 10 கிராம் மென்று சாற்றை விழுங்கி வெந்நீர் அருந்த எவ்வகை வயிற்று வலியும் குணமாகும். இதனை வேருடன் பிடுங்கி உலர்த்தி இடித்துப் பொடி செய்து வைத்துக் கொண்டு 10 கிராம் அளவு 100 மி.லி. நீரில் போட்டுக் காய்ச்சி வடித்து, குடிநீராகப் பயன்படுத்தலாம். எவ்வகை வயிற்று வலியும் குணமாகும்.

இதன் வேர் 100 கிராம், உப்பு 100 கிராம் சேர்த்து அரைத்து மண் சட்டிக்குள் காற்று புகாது வைத்து மூடி எரு அடுக்கி தீ மூட்டி எரிக்க உப்பு உருகி இருக்கும். இதை ஆற விட்டு உலர்த்திப் பொடி செய்து வைக்கவும். இதில் 2-4 கிராம் அளவு மோரில் குடிக்க வாயு, வயிற்றுப் பருமல், கிருமி, வயிற்றுப்புண், சீதக்கட்டு, வயிற்றவலி ஆகியன குணமாகும். இதன் விதைப் பொடியை காப்பியாகப் பயன் படுத்தலாம்.

இதன் உல்ர்த்திய இலைப்பொடி 100 கிராம், பொட்டுக் கடலைப் பொடி 100 கிராம், துவரம்பருப்பு வறுத்து 100 கிராம், மிளகு 30 கிராம், உப்பு 30 கிராம் சேர்த்து உணவுப் பொடி செய்யவும். 5-10 கிராம் உணவில் சேர்த்து எள் நெய் வுட்டுச் சாப்பிட வயிற்று வலி, வாய்வு, குடல் பூச்சி தொல்லை குணமாகும்.

ஆற்றுத்தும்மட்டி

2. தாவரப்பெயர் :- CITRULLUS COLOCYNTHES.

3. தாவரக்குடும்பம் :- CUCURBTACEAE.

4. வகைகள் :- பெரிய தும்மட்டி, சிறு தும்மட்டி என இரு
வகைப்படும்.

5வேறு பெயர்கள் -: கொம்மட்டி, வரித்தும்மம் மற்றும் பேய்கும்மட்டி
'Bitter Apple' என்றும் சொல்வர்.

6. பயன்தரும் பாகங்கள்- இலை, காய், வேர் ஆகியவை மருத்துவப் பயனுடையவை.

7. வளரியல்பு :- ஆற்றுத்தும்மட்டியின் தாயகம் மெடட்-ரேனியன் மற்றும் ஆசியா. 1887 ல் துருக்கி, Nubia and Jrieste ல் இதைக்கண்டு பிடித்தார்கள். ஆப்பிரிக்கா, இஸ்ரேல் பாலஸ்தீனத்தில் அதிகம் காணப்படுகிறது. தமிழ-கமெங்கும் மணற்பாங்கான இடங்களில் வளர்கிறது. மிகவும் வெட்டப்பட்ட இலைகளையுடைய தரையோடு வேர்விட்டுப் படரும் கொடி. பச்சை, வெள்ளை நீள வரிகளையுடைய காய்களையுடையது. காய்கள் சிறிய பந்து போல் இருக்கும். ஆரஞ்சு மற்றும் எலுமிச்சை வண்ணத்திலும் இருக்கும். இதில் அமிலத் தன்மை அதிலம் இருக்கும். விதைகள் மூலம் இனப்பெருக்கம் செய்யப்படுகிறது.

8. மருத்துவப்பயன்கள் :- சமூலம் நுண்புழு கொல்லும். நஞ்சு முறிக்கும். காய் சிறு நீர், மலம் பெருக்கும். புழு-வெட்டினால் மயிர் கொட்டும் இடஙுகளில் காயை நறுக்கித் தேய்த்து வரப் புழு வெட்டு நீங்கும். முடி வளரும்.

பெருந்தும்மட்டி, சிறு தும்மட்டி, பேய்சுரை, பேய் புடல், பேய் பீர்க்கு ஆகியவற்றை சமூலமாக உலர்த்திப் பொடித்து சமனெடை கலந்து அரைத் தேக்கரண்டி காலை மாலை வெந்நீரில் கொள்ள அனைத்து நஞ்சுகளும் முறியும்.

தும்மட்டிக்காய் சாற்றில் கருஞ்சிரகத்தை அரைத்து விலாவில் பூசினால் குடல் பூச்சிகள் வெளியேறி விடும்.

பேய்குமட்டிக்காய்சாறு, பால், தனித்தேங்காய் பால் வகைக்கு 1 லிட்டர், விளக்கெண்ணைய், வெங்காயச்சாறு வகைக்கு 3 லிட்டர் கலந்து அவற்றுடன் கடுகு, வெள்ளைப் பூண்டு, பஞ்சல வணம், கடுக்காய், கடுகுரோகனி, அதிம-

துரம், திரிகடுகு, ஓமம், வாய்விளங்கம், சீரகம், சிற்றரத்தை, கோஸ்டம், சிறுநாகப்பூ, சன்ன லவங்கப்பட்டை வகைக்கு 2 கிராம் அரைத்துப் போட்டுப் பதமுறக் காய்ச்சி வடித்துக் (ஆற்றுத் தும்மட்டி எண்ணெய்) காலையில் மட்டும் 2,3 தேக்கரண்டி(4 முறை பேதியாகுமாறு) 4,5 நாள்கள் சாப்பிட்டு வர வாதநீர், கிருமிகள் ஈரல்களின் வீக்கம், நீர்கோவை, பெருவயிறு, இடுப்புவலி, வாயு, ருதுச்சூலை முதலியவை தீரும்.

துமட்டிக்காய், எலுமிச்சம்பழம், வெள்ளை வெங்காயம், நொச்சி, இஞ்சி இவற்றின் சாறுவகைக்கு 1 லிட்டர் கலந்து சிறு தீயில் காய்ச்சி 1 லிட்டராக வற்றி வரும் போது இறக்கி ஆறவைத்துக் கல்வத்திலிட்டு ரசம் லிங்கம், பெருங்காயம், இந்துப்பு, ஓமம், வெங்காயம், கடுகு, மஞ்சள், வெந்தயம், மிளகு, காந்தம், நேர்வாளம் வகைக்கு 10 கிராம் பொடித்துச் சேர்த்து மெழுகுப் பதமாய் அரைத்து தூதுளங்காய் அளவாக வெல்லத்தில் பொதித்து10 நாள்கள் காலையில் மட்டும் கொடுத்து வர வயிற்று நோய்கள் குன்மம், வாயு தீரும்.

குண்டுமணியிலை

1. மூலிகையின் பெயர் :-குண்டுமணி.

2. தாவரப்பெயர் :- ABRUS PRECATORIOUS AYBRUS.

3. தாவரக்குடும்பம்L :- FABACEAE (PEA OR LEGUNA FAMILY)

4. வகைகள் :- சிகப்புக்குண்டுமணி மற்றும் வெள்ளைக் குண்டுமணி.குனிறி மணி.

5. வளரியல்பு :- இது தமிழ் நாட்டில் எங்கும் வளரக்கூடியது. இது செடி, புதர், மரம் இவைகளைப்பற்றிப் படரக் கூடிய கொடிவகையைச் சேர்ந்தது. இது அவரைக் காய் போன்று காய்விட்டு முற்றி வெடித்து விதைகள் சிதறிவிடும். விதை மூலம் இனவிருத்தி செய்யப்படுகிறது. இதன் விதை குன்றிமணி தங்க எடைக்கு ஒப்பிடுவர்.

6. குண்டுமணி யின் மருத்துவ குணம் :-

பெண் ருதுவாக.

ஒரு சில பெண்கள் 16 முதல் 20 வயதாகியம் கூட ருதுவாக மாட்டார்கள். இத்தகைய பெண்களில் பலருக்கு, வாலிபப் பெண்களுக்கு உடலில் ஏற்படக்கூடிய அத்தனை மாற்றங்களும் எற்பட்டிருக்கும். ஆனால் ருதுவாக மாட்டார்கள். இப்படிப்பட்ட பெண்கள் ருதுவாக குண்டுமணி இலை நன்கு பயன் படக் கூடியதாக இருக்கிறது.

தேவையான அளவு குண்டுமணி இலையைக் கொண்டு வந்து அதே அளவு சுத்தம் செய்த எள்ளையும், வெல்லத்தையும் சேர்த்து உரலில் போட்டு நன்றாக இடித்து ஒரு எலுமிச்சம்பழ அளவு எடுத்து ஒரு நாளில் எந்த நேரத்திலாவது தின்னக் கொடுத்து விட்டால் 24 மணி நேரத்திற்குள் ருதுவாகி விடுவாள். ஒரு சில பெண்களுக்கு ஆரம்பத்தில் அதிக இரத்தம் வெளியேறும் இது உடல் வாசியைப் பொறுத்தது. அதிக அளவில் இரத்தம் வெளியேறினால், வாழைக்காயின் தோலை சீவி விட்டு காயை மென்று தின்னச்செய்தால், இருத்தப் போக்கு படிப்படியாகக் குறைந்து விடும். அதன் பின் மாதாமாதம் ஏற்படக்கூடிய மாத விடாய் ஒழுங்காக நடைபெறும்.

இந்த மருந்தை ஒரு முறைதான் கொடுக்க வேண்டும். மறுமுறை கொடுக்கக்கூடாது.

கோடம்புளி

2. தாவரப்பெயர் :- GARCINIA CUMBOGIA.

3. தாவரக்குடும்பம் :- CLUSIACEAE.

4. வேறு பெயர்கள் :- கொறுக்காய்புளி, Brindal Berry, &
Tom Rong முதலியன.

5. பயன்தரும் பாகம் :- பழம் மட்டும்.

6. வளரியல்பு :- கோடம்புளி மரவகையைச் சேர்ந்தது. இதற்கு கரிசல் மற்றும் செம்மண்ணில் நன்கு வளரும். மூன்று ஆண்டுகளிக்கு மேல் பலன் தர ஆரம்பிக்கும். இது இந்தியா மற்றும் இன்தோனேசியாவைத் தாயகமாகக் கொண்டது. இது வடகிழக்கு ஆசியா மத்திய மேற்கு ஆப்-

பிரிக்காவில் அதிகமாகப்பயிரிடப்படுகிரது.கேரளாவில் அதி-கம் வளர்க்கப்படுகிறது. பல வருடங்கள் பலன் தரும். இதனுடைய காய் உருண்டையாக ஆப்பிள் பழம் போல் இருக்கும். இதன் பழம் மஞ்சள் நிறமாக இருக்கும். உரு-வத்தில்பூசனிக்காய் போல் இருக்கும் முற்றியபின் 5 நாட்கள் நிழலில்உலரவைக்க வேண்டும். விதைமூலம் இனவிருத்தி செய்யப்படுகிறது.

7. மருத்துவப்பயன்கள் :- கோடம்புளி பழத்தைக் காய்ந்த பின் பொடி செய்து சமையலுக்குப் பயன்படுத்துகிறார்கள் மேலும் மருத்துவத்திற்கும் பயன்படுத்திகிறார்கள். இதில் 'சி' வைட்டமின் உள்ளது. இதில் Hepatotoxic hydroxycitric acid என்ற அமிலசத்துக்கள் உள்ளது. இது உடலின் எடையைக் குறைக்க மிகவும் பயன்படுகிறது. இது இரத்த அழுத்தத்தைக் குறைக்கிறது. இருதயம் பலம் பெற்று நோய்வராமல் காக்கிறது. இது தொண்டை, மூத்தி-ரப்பாதை மற்றும் கற்பப் பைகளில் ஏற்படும் நோய்களைக் குணப்படுத்துகிறது. மருத்துவர் கொடுக்கும் அளவான பொடிகளை அருந்த வேண்டும். இது தோல் தொடர்பான வியாதிகள், வெளிப்புண்கள், உதடு வெடிப்பு, கைகால் வெடிப்பு, குடல்புண் நோய்கள், அஜீரணத்திற்கும் நல்ல மருந்து.இந்த மருந்துகள் வெளி நாட்டில் அதிகம் பயன் படுத்துகிறார்கள்.

நாவல்

2. தாவரப் பெயர் -: EUGENIA JAMBOLANA.

3. தாவரக் குடும்பப் பெயர் -: MYRTACEAE.

4. வேறு பெயர்கள் -: நாகை, நம்பு, சம்பு, சாதவம், ஆருகதம், நேரேடு, நவ்வல், நேரேடம், சாட்டுவலம், சாம்-பல், சுரபிபத்திரை முதலியன.

5. வகைகள் -: வெள்ளை நாவல், கருநாவல், கொடி-நாவல், குழிநாவல், மற்றும் சம்பு நாவல்.

6. பயன்தரும் பாகங்கள் -: இலை, பட்டை, பழம் மற்றும் வேர் முதலியன.

7. வளரியல்பு -: நாவல் ஒரு பெரிய மரவகையைச் சேர்ந்தது. இந்தியாவில் எல்லாப் பகுதிகளிலும் வளரும். இந்தியாவில் எல்லாப் பகுதிகளிலும் வளரும். சிறப்பாக ஆற்றோரப் படிகைகளில் மற்றும் கடற்கறையோரங்களில் நன்கு வளரும். பம்பாய் மாநிலத்தில் எங்கும் உள்ளது. ஈரமான தென் கர்நாடகா, ராயல் சீமைப் பகுதிகளிலும் வளர்க்கப்படுகிறது. மரம் பலம் வாய்ந்ததாக இருக்கும். இலைகள் ஒரே மாதிரி இருக்காது. மாறுபட்டு இருக்கும். இலை நுனி கூர்மையானது. அரசு இலை போல் இருக்கும். இலைப்பரப்பு வழவழப்பாக ஒளிரும் தன்மையடன் இருக்கும். ஒளி ஊடுருவிச் செல்கின்ற புள்ளிகள் நிறைந்தவை. நகப்பழம் உருண்டையாகத் தோன்றும். பரிமானங்கள் ஒரே மாதிரி இருக்காது. கனியின் நிறம் கரு நீலம். மிகுந்த சாற்றுடன் இருக்கும். உண்ணக்கூடிய பழம். சிறிது துவர்ப்பாக இருக்கும். 100 கிராம் பழங்களில் உள்ள உணவுச் சத்துக்களின் விவரம் -: மாவுச் சத்து 19.7 கி., புரதச்சத்து 0.7 கி., கொழுப்பு 0.1 கி., கால்ஷியம் 20 மி.கி., பாஸ்பரஸ் 10 மி.கி., இரும்பு 1 மி.கி., ஆகியவை. இது விதை மூலம் இனவிருத்தி செய்யப்படுகிறது.

8. மருத்துவப் பயன்கள் -; தளர்ச்சி அடைந்த நாடி நரம்புகளை ஊக்கப்படுத்தும். இதன் துவர்ப்பு குருதியை உண்டாக்கும். கட்டாக வைக்கும். குருதிக் கசிவை நீக்கும். தாதுக்களை உரமாக்கும். பழம் குளிர்ச்சி தரும். சிறுநீரைப் பெருக்கும். கொட்டை நீரிழிவைப் போக்கும். தீட்டு-விலக்கு தள்ளிப் போகும், விந்து கட்டும்.

நாவல் கொழுந்துச்சாறு ஒரு தேக்கரண்டி, 2 ஏலரிசி, லவங்கப்பட்டைத்தூள் மிளகளவு சேர்த்துக் காலை, மாலை கொடுக்க செரியாமை, பேதி, சூட்டு பேதி தீரும்.

இலை, கொழுந்து, மாங்கொழுந்து சமன் அரைத்து நெல்லிக்காயளவு தயிரில் கலக்கிக் கொடுக்கச் சீதபேதி, கடுப்புடன் போகும் நீர்த்த பேதி, இரத்த பேதி, கடுப்புடன் போகும் நீர்த்தபேதி ஆகியவை தீரும்.

விதையைத் தூள் செய்து 2 முதல் 4 கிராம் அளவு தினமும் உட்கொள்ள, நாளடைவில் நீரிழிவு நோயில் அதி சர்கரை அளவு குறைந்து வரும். சில பாஷாண மருந்துகள் செய்யவும் இதன் உறுப்புகள் பயன்படுகின்றன.

நாவல்கொட்டை சூரணம் 2 கிராம் நீருடன் காலை, மாலை கொடுக்க மதுமேகம், அதிமூத்திரம் தீரும்.

நாவல் மரப்பட்டைத் தூளை மோரில் கலந்து குடிக்க, பெண்களுக்கு ஏற்படும் இரத்தப் போக்கு தீரும்.

இப்பட்டையை அரைத்து அடிபட்ட காயம், வீக்கம் முத-லியவற்றின் மேல் போட, அவை குறையும்.

நாவல் பட்டைச்சாறு எட்டி நஞ்சுக்கு மாற்று மருந்து, கொழுந்து சிவனார் வேம்பு கிழங்கின் நஞ்சை முறிக்கும். கழிச்சலைப் போக்கும்.

நாவல் கொட்டையுடன் மாங்கொட்டையும் சேர்த்து சம அளவு உலர்துதிய சூரணத்தில் 5 மில்லி கிராம் மோரில் சாப்பிட்டு வர 3-6 நாளில் சீதபேதி என்ற வயிற்றுக் கடுப்பு, வயிற்றோட்டம் குணமாகும். நீரிழிவும் குணமாகும்.

மா நாவல் மரப்பட்டையைச் சம அளவில் மண் சட்டியில் போட்டுக் காய்ச்சிய கசாயத்தை 30 மி.லி. அளவு காலை, மாலை சாப்பிட்டாலும் சீதபேதி, ஆசன எரிச்சில் குணமா-கும். பட்டை கசாயத்தில் வாய் கொப்பளித்தால் வாய் புண் ஆறும்.

காப்பி, டீ அதிக அளவில் குடித்தால் அடிக்கடி பித்த வாந்தி வரும். இதற்கு நாவல்பட்டைக் கசாயம் கற்கண்டு சேர்த்து

3-6 வேளை 10-20 மி.லி அருந்த வாந்தி நிற்கும். செரி-மானம் நன்கு நடைபெரும்.

நாவல்பட்டை கசாயம் 5-6 நாள் 30 மி.லி. குடிக்க ஆறாத புண் ஆறும். புண்ணையும் இதனால் கழுவலாம். நாவல் பட்டை எரித்த சாம்பலை தேங்காய் எண்ணெயில் மத்தித்துப் போட ஆறாத புண்கள் ஆறும்.

நாவல் தளிரை அரைத்து சிறு குழந்தைகளுக்கு மேலே பூசி குளிப்பாட்ட கிரகதோசம்-வெப்பத்தாக்குதல் குணமாகும்.

மிளகு சேர்த்து அரைத்துக் கொடுக்க மலங்கட்டும்.

நாவல் பழத்தைத் தனியாகவே சாப்பிடலாம். இதயத்திற்கு மிகுந்த பலத்தைக் கொடுக்கும். இதயத் தசைகள் உறுதிப்படும். குருதி ஊறும். குருதி கெட்டிப்படும். ஆசன எரிச்சில் தீரும். மலக்கட்டு ஏற்படும். அதிக அளவில் சாப்பிட்டால் ஜலதோசம், சன்னி வரும். தொண்டைக் கட்டி-டான்சில் வளரும். வீங்கும். பேச முடியாமல் தொண்டை கட்டிக் கொள்ளும்.

நாவல் பழத்திலும் சர்பத் செய்யலாம். பழரசம் அரை லிட்டர் கற்கண்டு 300 கிராம் கலந்து, குங்குமப்பூ 2 கிராம், பச்சைக் கறுபூரம் ஒரு கிராம், ஏலம் ஒரு கிராம், பன்னீர் 50 மி.லி. கலந்து காய்ச்சி பதமாக வடித்து வைத்து உபயோகிக்கலாம்.

இசப்கோல்

2. தாவரப் பெயர் -: PLANTAGO OVATA.

3. தாவரக் குடும்பப் பெயர் -: PLANTAGINACEAE.

4. வேறு பெயர்கள் -: இஸ்கால், ஆங்கிலத்தல் 'PSYLLIUM' என்று பெயர்.

5. வகைகள் -: ப்ளேன்டகோ சில்லியம், ப்ளேன்டகோ இன்சுல்லாரிஸ், ஜிஐ 1,
ஜிஐ 2, மற்றும் நிஹாரிக்கர் போன்றவை.

6. பயன்தரும் பாகங்கள் -: விதை, விதையின் மேல் தோல் முதலியன.

7. வளரியல்பு -: இசப்கோல் ஒரு சிறு செடி வகையைச் சேர்ந்தது. இது ஒரு அடி முதல் 1.5 அடி வரை உயரம் வளர்க்கூடியது. இதற்கு மணல் பாங்கான களிமண் நிலங்களில் பயிரிட ஏற்றது. வடிகால் வசதி வேண்டும். இதற்கு 7.2 — 7.9 கார அமிலத் தன்மையுள்ள நிலமாக இருத்தல் வேண்டும். நிலத்தைப் பண்படுத்தி உரமிட்டு பாத்திகள் அமைத்து நிலத்தைப் பண்படுத்த வேண்டும். இந்தியாவில் அக்டோபர் — டிசம்பர் மாதங்களில் நடவுக்கு ஏற்ற பரு-

வங்கள். விதையை மணலுடன் சேர்த்து மேலாக வதைத்து தண்ணீர் பாச்ச வேண்டும். ஒரு ஹெக்டருக்கு 7-12 கிலோ விதை தேவைப்படும். பின் 15-20 நாட்களுக்கு ஒருமுறை நீர் பாச்ச வேண்டும். சுமார் 7 நீர் பாச்சல் தேவைப்படும். விதைத்த 5-6 நாட்களில் விதை முளைக்கும். 3 வாரம் கழித்து 20 செ.மீ. X 20 செ.மீ செடிகள் இருக்குமாறு களை எடுத்து, கலைப்பித்து விட வைண்டும். 2-3 முறை களை எடுக்க வேண்டும். பின் 3 வாரம் கழித்து மேலுரமிட்டு பயிர் பாதுகாப்பு செய்ய வேண்டும். விதைத்து 2 மாதங்களில் பூக்க ஆரம்பிக்கும். பூக்க அரம்பிச்சவுடன் நீர் பாச்சக் கூடாது. பின் 4 மாதம் கழித்து அறுவடை செய்ய வேண்-டும். அடிப்பகுதியிலிருந்து நீண்ட காம்புகள் பூக்கும். விதை-கள் மெல்லியதாகவும், இளஞ்சிவப்பு நிறமாக இருக்கும். விதைகள் முதிர்ச்சி அடையும் போது செடிகளின் அடிபாக இலைகள் மஞ்சள் நிறமாகும், பழங்கள் லேசாக அமுக்கி-னால் 2 விதைகள் வெளிவந்து விடும். காலை 10 மணிக்கு மேல் அறுவடை சிறந்தது. செடிகளை வேறுடன் பிடுங்கி பெரிய துணிகளில் கட்டி எடுத்து களத்திற்குக் கொண்டு வத்து விரித்துப் பரப்பி, காயவைக்க வேண்டும். 2 நாட்-கள் கழித்து டிராக்டர் அல்லது மாடுகள் கொண்டு தாம்பு அடிக்க வேண்டும். விதைகளைப் பிரித்தெடுத்த பின்பு செடி-கள் மாட்டுத் தீவனமாகப் பயன் படுத்தலாம். பின் இயந்-திரங்கள் மூலம் விதையின் மேல் தோலைப் பிரித்தெடுக்க வேண்டும்.

இந்தச் செடியின் விதைகளின் மேல் தோல்கள் தான் மருந்துக் குணம் அதிகமுடையது. விதையின் மேல் தோலுக்குப் பிசுபிசுப்புத் தன்மை உண்டு. இந்த விதையின் ஒரு வித எண்ணெய் மற்றும் சிறுய அளவில் அக்யுபின் மற்றும் டானின் என்ற க்ளோக்கோஸைடுகள் உள்ளது. இதன் தோல் தண்ணீரை உறிஞ்சி தன்னிடத்தில் நிறுத்திக் கொள்ளும் தன்மை உடையது. குஜராத்திலும், ராஜஸ்தானில் அதிகமாக விளைகிறது. இது இந்தியாவின் முக்கிய ஏற்-றுமதி மருந்துப் பொருளாகும். விதைகளின் மூலம் இனப்

பெருக்கும் செய்யப்படுகிறது.

8. மருத்துவப் பயன்கள் -: இசப்கோல் விதைகள் குடல்-புண், மலச்சிக்கலை நீக்கப் பயன்படுகிறது. மேல்தோல் வயிற்றுப் போக்கு, சிறுநீரக கோளாறுகள் நீக்கப் பயன்படு-கிறது. தொண்டை மற்றும் நுரையீரல் நோய்களைக் குணப்-படுத்த, தேனுடன் உபயோகப்படுத்தப்படுகிறது. இம்மூலிகைச் சாயங்கள், அச்சு ஐஸ்கிரீம் மற்றும் அழகு சாதனங்கள் தயாரிக்கப் பயன்படுகிறது. தோல் நீக்கப்பட்ட விதைகளில் 17-19 சதம் வரை புரதச் சத்து உள்ளதால் கால் நடைத் தீவனமாகப் பயன் படுகிறது.

வசம்பு

2. தாவரப்பெயர் :- ACORUS CALAMUS.

3. தவரக்குடும்பம் :- AROIDACEAE.

4. பயன்தரும் பாகங்கள் :- வேர் மற்றும் இலைகள்.

5. வேறுபெயர்கள் :- பேர் சொல்லா மருந்து, பிள்ளை வளர்த்தி, மற்றும் உரைப்பான்.

6.வளரியல்பு :- வசம்பு ஆறு, ஏரிக்கரையோரங்களில் வளரும் ஒரு வகைப் பூண்டு. இதன் பிறப்பிடம் தென் கிழக்கு அமரிக்கா. இது இந்தியாவில் மணிப்பூரிலும், நாக-மலையிலும் கேராளாவிலும் அதிகமாக வளர்கிறது. சதுப்பு நிலங்கள், களிமண் மற்றும் நீர் பிடிப்புள்ள பகுதிகள் மிகவும் ஏற்றவை. வசம்பு இஞ்சி வகையைச் சேர்ந்த மூலிகை. வசம்பின் வேர்கள் பழங்காலம் முதல் மருந்துகள் தயாரிப்ப-தற்குப் பயன் படுகிறது. இலைகள் 2-3 அடி உயரம் வரை வளரும். வேர்கள் மஞ்சள் கிழங்கைப்போல் நெருக்கமான கணுக்களையுடையவை. இதன் தண்டு வேர் பெருவிரல் அளவு தடிமன் உடையதாகவும் தண்டின் மேற்பகுதி சாம்பல் நிறத்துடனும் இருக்கும். வேர்கள் பூமிக்கடியில் சுமார் 3 அடி நீளம் வரை படரும். வேர்கள் தான் வசம்பு என்பது. நட்ட ஒரு ஆண்டில் பயிர் மூதிர்ந்து மஞ்சள் நிறமாக மாறும் தரு-ணத்தில் அதாவது ஒரு ஆண்டில் கிழங்கை வெட்டி எடுக்க

வேண்டும். இந்த வசம்பில் அசரோன், அகோரின் மற்றும் கொலாமினால் போன்ற வேதிப் பொருள்கள் உள்ளன. இது நல்ல வாசனையையுடையது. இது கிழங்கு மூலம் இனப்பெ-ருக்கம் செய்யப்படுகிறுது.

7.மருத்துவப்பயன்கள்-வசம்பு வெப்பத்தை உண்டாக்கி பசியைத் தூண்டி வயிற்றிலே இருக்கின்ற வாயுவை அகற்-றக்கூடிய தன்மை உடையது. இது வாந்தியை உண்டாக்-குவதோடு நுண்புழுக்களை அழிக்கும் தன்மை உடையது. நாட்பட்ட கீல்வாத நோய்களுக்கு வசம்பை காசிக் கட்டி-யுடன் சேர்த்து நீர் விட்டு அரைத்து பற்றிட்டு வர குண-மாகும். வாய் குமட்டலையும், வாந்தியையும் உண்டாக்க வசம்பை நன்கு பொடி செய்து ஒரு கிராம் அளவு உட்-கொள்ள வேண்டும். வசம்பை வறுத்துப் பொடித்துக் கால் கிராம் தேனில் கொடுத்து வர சளி, வாயு ஆகியவற்றூ அகற்றுப் பசியை மிகுக்கும். வசம்பைச் சுட்டுச் சாம்பலாக்கி தேனில் குழைத்து நாவில் தடவ வாந்தி, ஒக்காளம் தீரும்.

வசம்பைக் கருக்கிப் பொடித்து 100 மில்லி கிராம் அளவாகத் தாய் பாலில் கலக்கி சிறு குழந்தைகளுக்குக் கொடுக்க வயிற்றுப் பொருமல், வயிற்றுப் போக்கு, வயிற்-றுவலி ஆகியவை தீரும். வசம்புத் துண்டை வாயிலிட்டுச் சுவைக்க, உமிழ்நீர் அதிகம் சுரக்கும். தொண்டைக் கம்மல் இருமலை அகற்றும்.

குழந்தைகளுக்கு உண்டாகும் சுரம், இருமல், வயிற்றுவலி இவை குணமாக வசம்புடன் அதிமதுரம் சேர்த்து கசாயமிட்டு காலை, மாலை இரண்டு வேளையும் கொடுக்கக் குணமா-கும். வசம்பை தூள் செய்து தேனுடன் கலந்து திக்குவாய் உடையவர்கள் தினந்தோறும் காலையில் நாவில் தடவி வர பேச்சு திருந்தும்.

பசியைத் தூண்டவும், அஜீரணத்தைப் போக்கி வயிற்றில் சேர்ந்த வாயுவை நீக்கவும் வசம்பு ஒரு பங்கும் பத்து பங்கு வெந்நீரும் சேர்த்து ஊற வைத்து வடிகட்டி பதினைந்து மி.லி. முதல் முப்பது மி.லி. வீதம் அருந்தி வர வேண்டும். குழந்தைகளுக்கு உண்டான கழிச்சலுக்கும், முறைக் காச்ச-

லுக்கும் இதனை கொடுக்கலாம். வயிறில் சேர்ந்த வாயுவை அகற்ற வசம்பை அடுப்பில் வைத்து சுட்டுக் கரியாக்கி, அதனை தேங்காய் எண்ணையுடன் கலந்து அடி வயிற்றில் பூசவேண்டும். சகலவித விஷக்கடிகளுக்கும் இதன் வேரை வாயிலிட்டு மென்று வர விஷம் முறியும். வசம்பு, பெருங்காயம், திரிகடுகு, கடுக்காய்த்தோல், அதிவிடயம், கருப்பு உப்பு சம அளவு இடித்துப் பொடித்து ஒரு தேக்கரண்டி காலை, மாலை கொடுத்துவர வயிற்றுவலி, மூர்ச்சை, காய்சலுக்குப் பின் உண்டாகும் பலக்குறைவு, பயித்தியம், காக்காய்வலிப்பு ஆகியவை தீரும்.

சென்னா

2. தாவரப்பெயர் :- CASSIA ANGUSTIFOLIA.

3. தவரக்குடும்பம் :- LEGUMINOSAE.

4. பயன்தரும் பாகங்கள் :- இலை மற்றும் காய்கள்.

5. வேறுபெயர்கள் :- அவுரி, நிலாவாரை மற்றும் நிலாவக்காய்.

6. வகைகள் :- கோசியாஅங்குஸ்டிப்ரியா, C.acutifolia, C.obovata. C.itlica. ALFT — 2 சோனா ஆகியவை.

7. **வளரியல்பு** :- சென்னா தென்அரேயியாவைப் பிறப்படமாகக் கொண்டது. இந்தியா, தென் அரேபியா, யேமன் நாடுகளில் வளர்கிறது. இது செம்மண், களிமண், வளம் குறைந்த மணற்பாங்கான நிலம் மற்றும் களர், உவர், தரிசு நிலங்களில் வளர்வது. காரத்தன்மை 7-8.5 வரை இருக்கலாம். 3வது மாத்த்திலிருந்து இலை பறிக்கலாம் இவ்வாறு மூன்று மூறை பறிக்கலாம். இது 2 அடி உயரம் வரை வளரக்கூடியது. இது 18 வது நூற்றாண்டில் தமிழ் நாட்டிற்கு வந்தது. இது கர்நாடகா, குஜராத், ராஜஸ்தான் மற்றும் டெல்லியிம் பயிரிடப்படுகிறது. தமிழ்நாட்டில் திருநெல்வேலி, மதுரை, இராமநாதபுரம், சேலம், திருச்சிராப்பள்ளி, விருதுநகர் மாவட்டங்களிலும் கடப்பா, புனேயிலும் பயிரிடப்படு-

கிறது. ஆசியாவில் கிட்டத்தட்ட 500 சிற்றினங்களில் 20 வகையான சிற்றினங்கள் இந்தியாவைச் சார்ந்தவை. செடி-யின் இலைகள் காய்கள் மற்றும் செனோசைடு விழுது ஆகியவை ஜெர்மனி, ஹாங்கேரி, ஜப்பான், நெதர்லாந்து, அமரிக்கா மற்றும் ருசியா நாடுகளுக்கு ஏற்றுமதியாகிறது. விதை மூலம் இனப்பெருக்கம் செய்யப்படுகிறது. விதை-யினை விதைக்கும் மூன்பு 12 மணி நேரமேனும் நீரில் ஊரவைத்த பின் விதைக்க வேண்டும். விதைத்த ஒரு வாரத்தில் விதைகள் மூழைக்கும்.

8. **மருத்துவப்பயன்கள்** -: சென்னா இலைகளை முழுவ-தும் முதிர்ந்து கருநீல நிறமுள்ள இலைகளைப்பறிக்க வேண்-டும். காய்களி இளமஞ்சள் நிறமாக மாறும் போது காய்-களை அறுவடை செய்யலாம். பூப்பதற்கு முன்பு மொட்டா-கத் தேவைப்படும் மருத்துவத்திற்கு மொட்டுகளைப்பறித்துக் கொடுக்கலாம். மருத்துவத்தில் சென்னா இலை, இலைத்-தூள்,அதன் கிழை சிறு நறுக்குகள், விதை மற்றும் ஒவ்-வொன்றின் பொடிகள் மருந்தாகவும், டீ தயாரிக்கவும் பெரி-தும் பயன் படுகின்றன. சருமத்தில் ஏற்படும் சிரங்குகள், மலச்சிக்கலுக்கு நல்ல மருந்து. மலம் இளக்கியாகப் பயன்ப-டுவதுடன் நச்சுக் கொல்லியாகவும் பயன்படுகிறது. கற்பமாக உள்ளவர்களும், பெண்கள் தூரமான போதும் இந்த மருந்-துகளைச் சாப்பிடக்கூடாது. 12 வயதுக்குள் உள்ள குழந்-தைகளுக்கு இந்த மருந்துகளைப் பயன்படுத்தக் கூடாது. இரத்தக் கொதிப்பக்கு இது மருந்தாகப் பயன்படுகிறது. ஒரு நளைக்கு இரு வேளை மட்டும் 10 நாட்களுக்கு மேல் சாப்-பிடக் கூடாது. உடலின் எடையைக் குறைக்க இந்த மருந்து பயன்படுகிறது. வெளிநாடான சைனா,ஜப்பான், அமரிக்கா போன்ற நாடுகளில் இதன் ‘டீ’ வரும்பிக் குடிக்கிறார்கள். வெளிநாட்டிற்குத்தான் இந்தச்செடியின் பாகங்கள் அதிகமாக ஏற்றுமதியாகிறது.

www.ingramcontent.com/pod-product-compliance
Lightning Source LLC
Chambersburg PA
CBHW042006200526
45172CB00029B/1284
9781639048885